EL MANUAL DE RECETAS DE CAFÉ Y ESPRESSO

100 RECETAS FÁCILES Y AROMÁTICAS

ANTONIO GONZALES

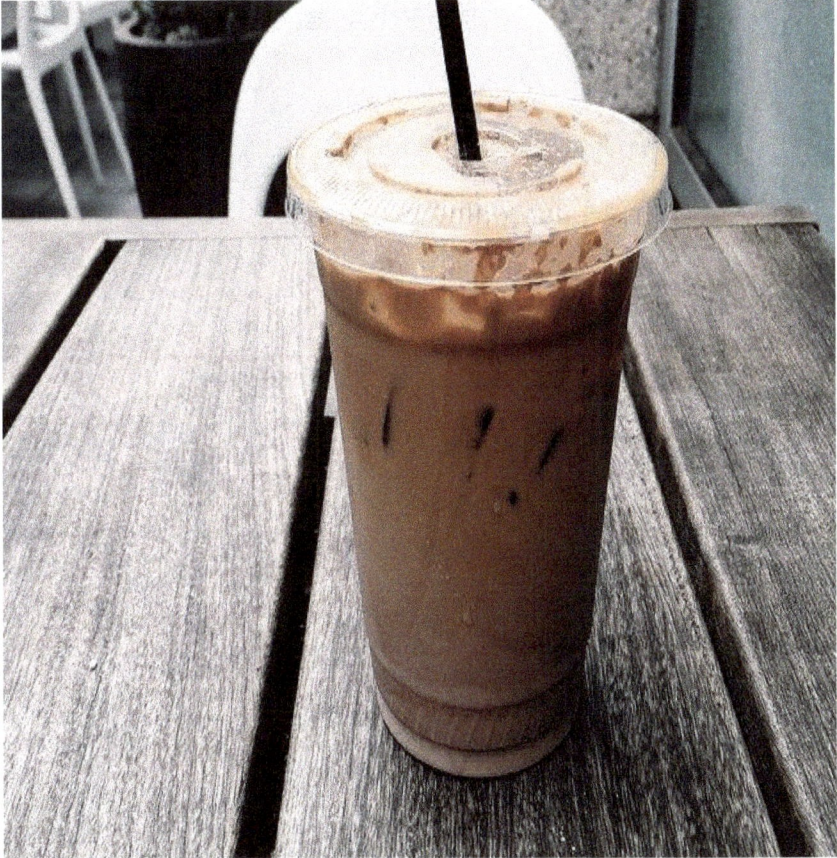

CONCLUSIÓN............... **Error! Bookmark not defined.**

INTRODUCCIÓN

¿Por qué amamos tanto el café? Bueno, ¡aparte del hecho de que es súper delicioso!

Una taza de café humeante es lo primero que buscan millones de personas cada mañana y hay una multitud de razones por las que estas personas lo hacen a diario. La cafeína que contiene desempeña dos funciones en la razón por la que las personas beben café. Primero, la cafeína en el café ayuda a mover la sangre de las personas y las hace sentir con energía. Los trabajadores de la madrugada tienden a depender de su café para ayudarlos a superar su día de trabajo.

La otra razón por la que la cafeína es una de las razones por las que la gente bebe café es que es adictiva. Hay muchas sustancias químicas en el café que le confieren propiedades adictivas y la cafeína es la principal. La abstinencia de cafeína puede causar dolores de cabeza e irritabilidad y muchas personas prefieren no dejar de tomar café.

El café se ha convertido en una bebida muy social similar en popularidad al alcohol. Las mañanas en la cafetería local son el lugar ideal para pasar el rato con amigos o reunirse para hablar de negocios. Las personas tienden a beber café en estas reuniones, les guste o no, lo que eventualmente les ayuda a desarrollar un gusto por él y luego se vuelve adictivo.

Los bebedores de café dicen que toman café para relajarse. Si bien esto puede parecer un oxímoron considerando que el café es un estimulante, una taza caliente de café descafeinado o, para algunas personas, incluso el café regular puede relajar los sentidos y ayudarlos a relajarse y calmar sus nervios. Los investigadores atribuyen el efecto calmante a la estimulación de los sentidos que ayuda en la creatividad y el estímulo mental que a su vez ayuda a calmar a algunas personas.

CAFÉ DE TODO EL MUNDO

1. Café Luisiana con Leche

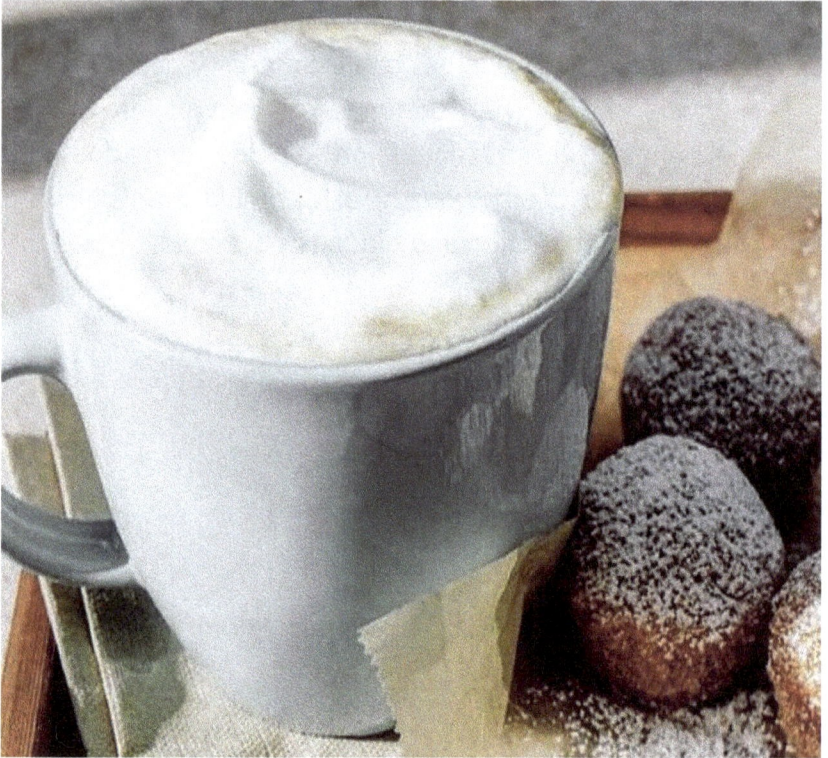

Ingredientes:
- 2 tazas de leche
- Azúcar
- 1 taza de café de Luisiana con achicoria

Direcciones

a) Pon la leche en una cacerola; llevar a hervir.

b) Vierta café caliente recién hecho y leche simultáneamente en tazas; endulzar con azúcar al gusto.

2. Café danés

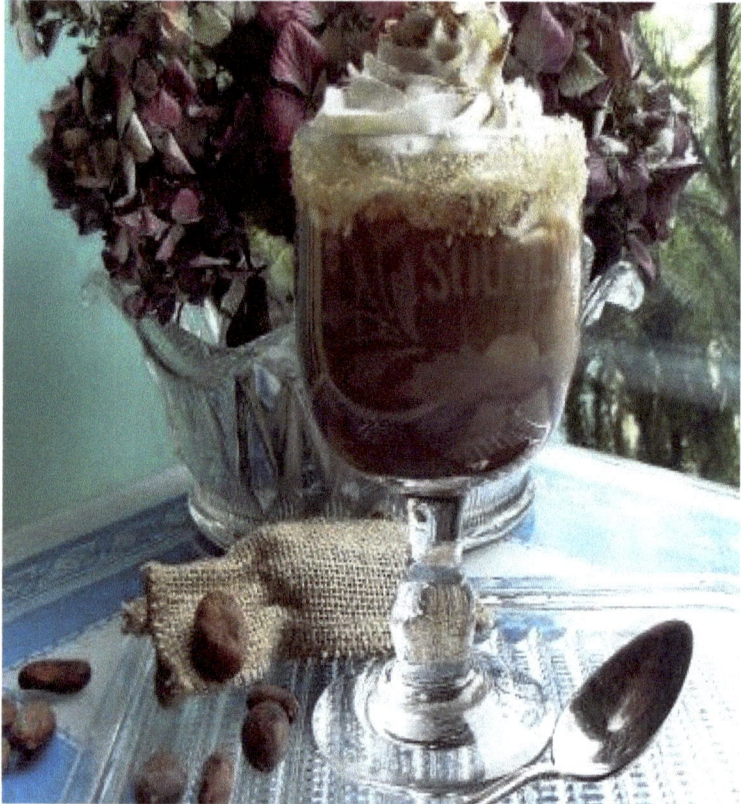

Ingredientes:
- 8 c Café caliente
- 1 taza de ron oscuro
- 3/4 taza de azúcar
- 2 ramitas de canela
- 12 clavos (enteros)

Direcciones

a) En una cacerola pesada muy grande, combine
   todos los ingredientes, cubra y mantenga a
   fuego lento durante aproximadamente 2 horas.
b) Sirva en tazas de café.

3. Café canadiense

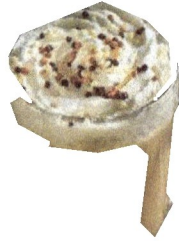

Ingredientes:
- 1/4 taza de jarabe de arce; puro
- 1/2 taza de whisky de centeno
- 3 tazas de café; caliente, negro, doble fuerza

Adición:
- 3/4 taza de crema batida
- 4 cucharaditas de jarabe de arce puro

Direcciones
a) Topping-Batir 3/4 de taza de crema batida con las 4 cucharaditas de jarabe de arce hasta que forme un montículo suave.

b) Siga la receta del café aquí: Divida el jarabe de arce y el whisky entre 4 tazas de vidrio resistentes al calor precalentadas.
c) Vierta el café a 1 pulgada de la parte superior.
d) Vierta la cobertura sobre el café.
e) Atender

4. <u>Café turco</u>

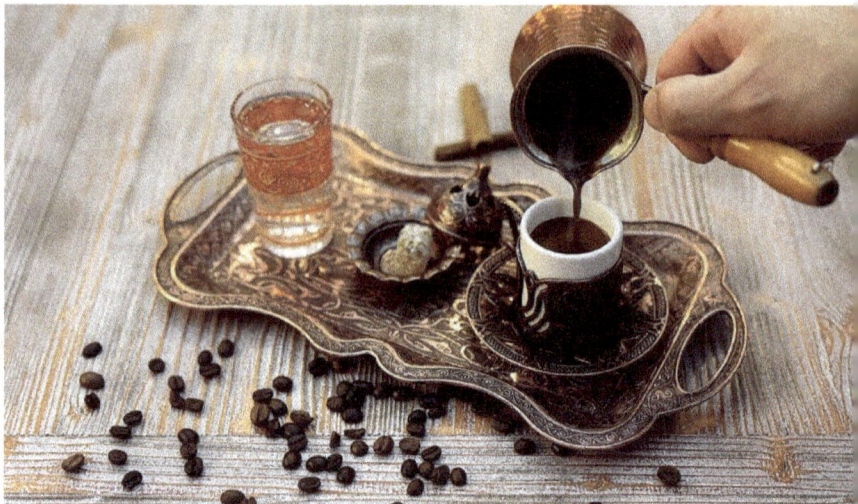

Ingredientes:
- 3/4 taza de agua
- 1 cucharada de azúcar
- 1 cucharada de café pulverizado
- 1 vaina de cardamomo

Direcciones
a) Hierva el agua y el azúcar en el Ibrik
b) Retirar del fuego, agregar café y cardamomo.
c) Revuelva bien y vuelva a calentar.
d) Cuando el café forme espuma, retírelo del fuego y deje reposar el café molido.
e) Repite dos veces más. Vierta en tazas.
f) Los posos de café deben asentarse antes de beber.

g) Puedes servir el café con la vaina de cardamomo en la taza, tu eliges

Consejos de café turco

h) Debe servirse siempre con espuma encima.

i) Puede solicitar que su café sea molido para café turco, es una consistencia en polvo.

j) No revuelva después de verter en tazas ya que la espuma colapsará.

k) Utilice siempre agua fría al preparar

l) Nunca se agrega crema o leche al café turco, sin embargo, el azúcar es opcional

5. Café alemán

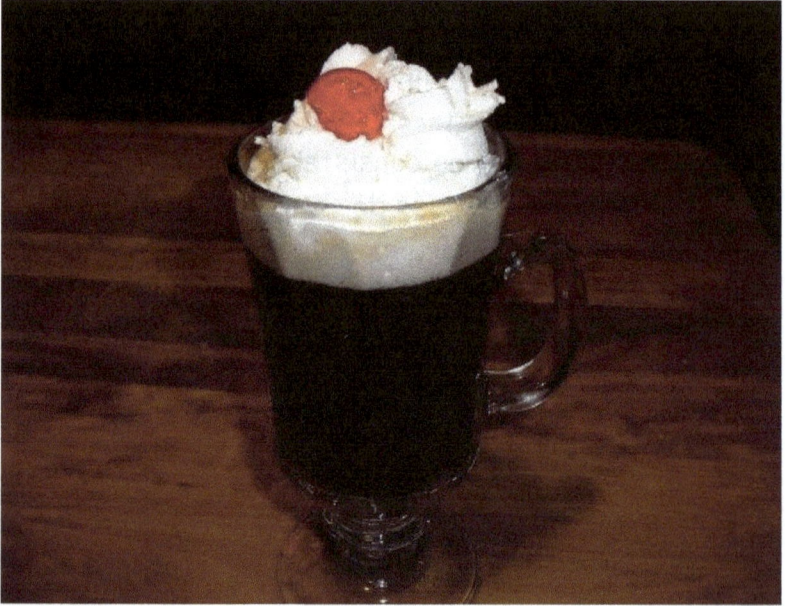

Ingredientes:
- 1/2 onza de brandy de cereza
- 5 onzas de café negro recién hecho
- 1 cucharadita de crema batida con azúcar
- Cereza marrasquino

Direcciones
a) Vierta el café y el brandy de cereza en una taza de café y agregue el azúcar para endulzar.
b) Cubra con crema batida y una cereza marrasquino.
c) Try Jason Kronung real café alemán, dicen que es el mejor

6. Café con huevo vietnamita

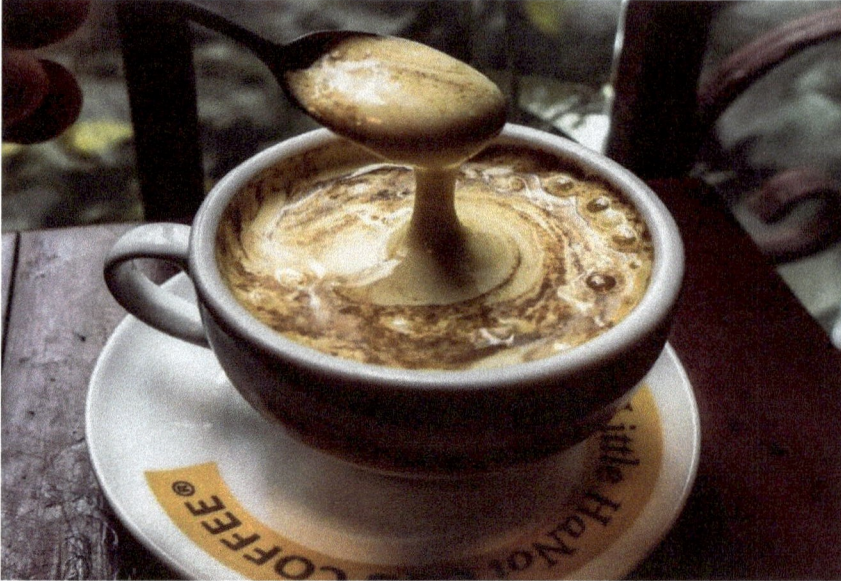

Ingredientes:
- 1 huevo

- 3 cucharaditas de Polvo de café vietnamita

- 2 cucharaditas de leche condensada azucarada
- Agua hirviendo

Direcciones

a) Prepare una pequeña cde café vietnamita.

b) Rompe un huevo y desecha las claras.

c) Pon la yema y la leche condensada azucarada en un tazón pequeño y hondo y bate vigorosamente hasta que obtengas una mezcla espumosa y esponjosa como la de arriba.

d) Agrega una cucharada de café preparado y bátelo.

e) En una taza de café transparente, vierta el café preparado y luego agregue la mezcla de huevo esponjoso encima.

7. Café con especias mexicanas

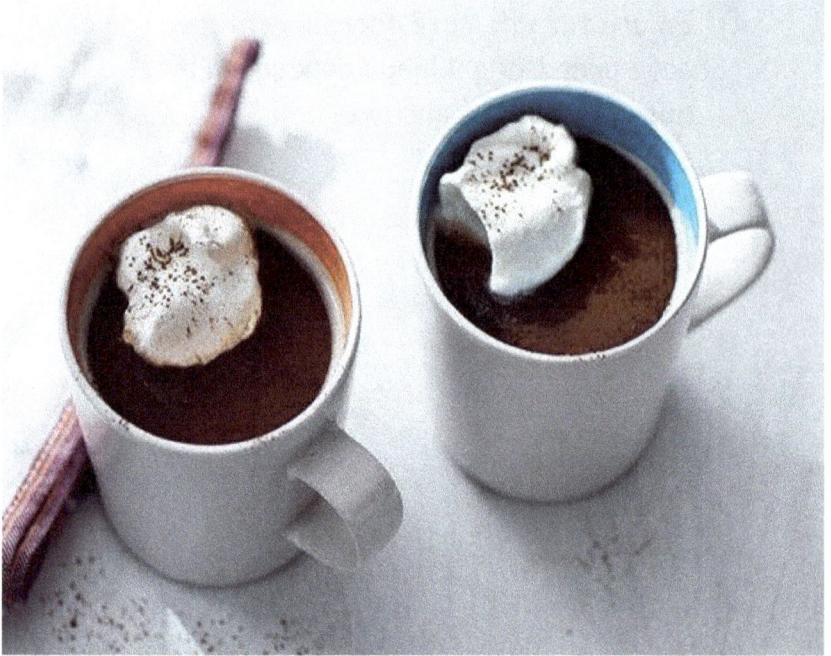

Ingredientes:
- 3/4 taza de azúcar morena, bien compacta
- 6 clavos
- 6 rodajas en juliana de ralladura de naranja
- 3 ramitas de canela
- 6 cucharadas Café preparado de verdad

Direcciones

a) En una cacerola grande, caliente 6 tazas de agua con el azúcar morena, las ramas de canela y los clavos a fuego moderadamente alto hasta que la mezcla esté caliente, pero no deje que hierva. Agregue el café, lleve la mezcla a ebullición, revolviendo ocasionalmente, durante

3 minutos. Colar el café por un colador fino y servir en tazas de café con la ralladura de naranja.

8. Café de las Indias Occidentales

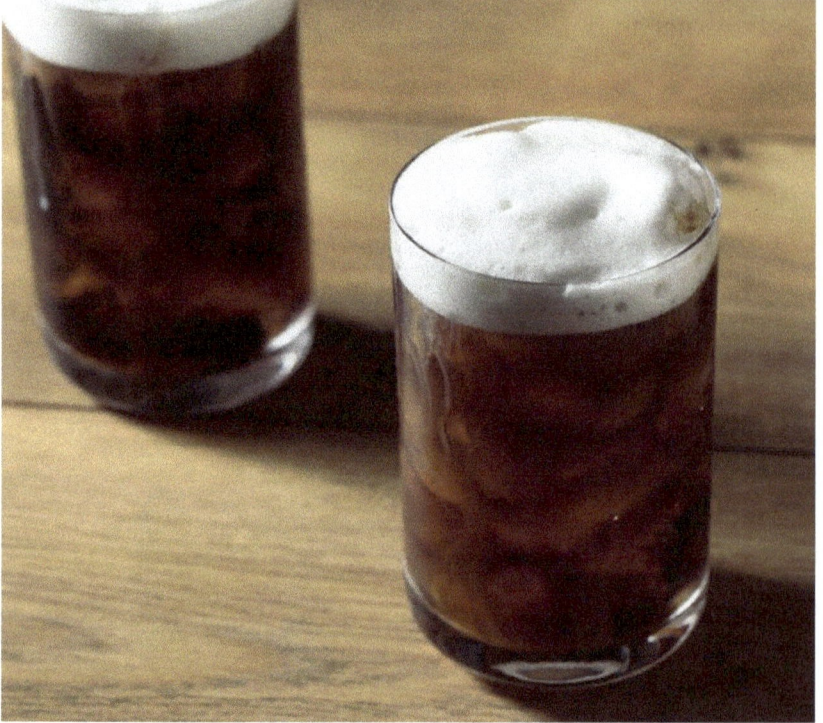

Ingredientes:
- 3 1/2 tazas de leche entera
- 1/4 taza de café instantáneo
- 1/4 taza de azúcar morena
- 1 pizca de sal

Direcciones
a) Coloque el café instantáneo, el azúcar morena y la sal en su taza.
b) Deje que la leche comience a hervir con cuidado. Revuelva para disolver.

c) Sirva en tazas pesadas.
d) Rinde 4 porciones.

MEZCLAS DE CAFÉ

9. Café con leche

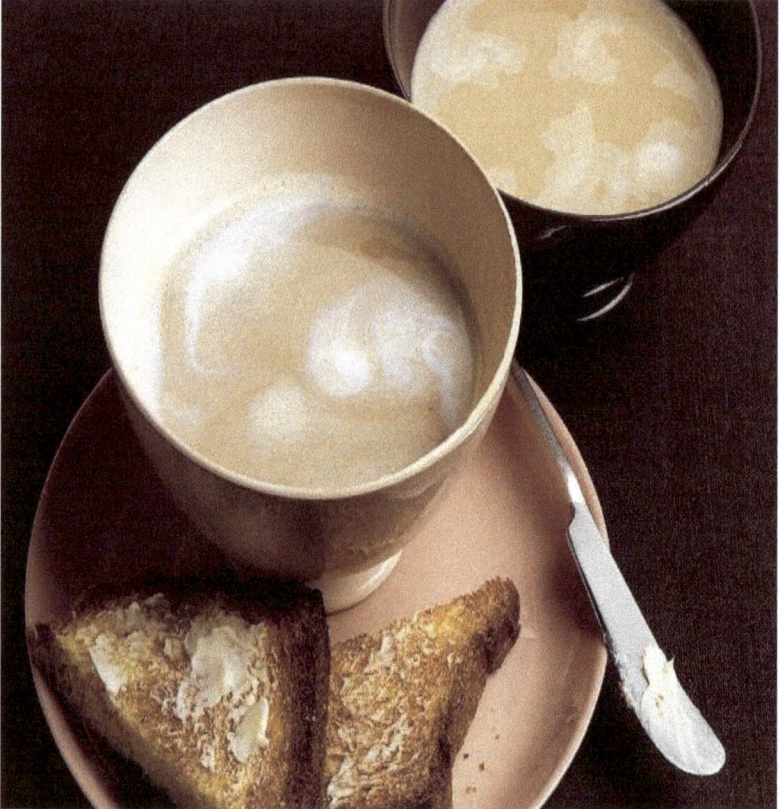

Ingredientes:
- 1 taza de leche
- 1 taza de crema ligera
- 3 cucharadas de café instantáneo
- 2 tazas de agua hirviendo

Direcciones

a) Calentar la leche y la nata a fuego lento hasta que estén calientes, mientras tanto disolver el café en agua hirviendo. Antes de servir, bata la mezcla de leche con un batidor giratorio hasta que quede espumosa. Vierta la mezcla de leche en una jarra calentada y el café en una jarra separada.

b) Para servir: Llene las tazas vertiendo de ambas jarras al mismo tiempo, haciendo que las corrientes se unan mientras vierte.

c) Este café es una presentación maravillosa y un delicioso favor.

10. Capuchino instantáneo de naranja

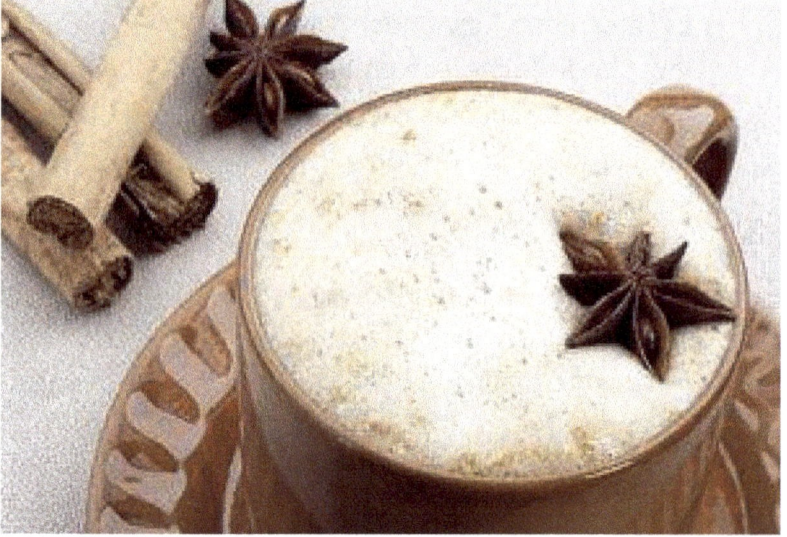

Ingredientes:

- 1/3 taza de crema en polvo no láctea
- 1/3 taza de azúcar
- 1/4 de café instantáneo seco
- 1 o 2 caramelos duros de naranja (triturados)

Direcciones

a) Mezcle todos los ingredientes en una batidora.
b) Mezcle 1 cucharada con 3/4 taza de agua caliente.
c) Almacenar en frasco hermético.

11. Mezcla de moca estilo suizo

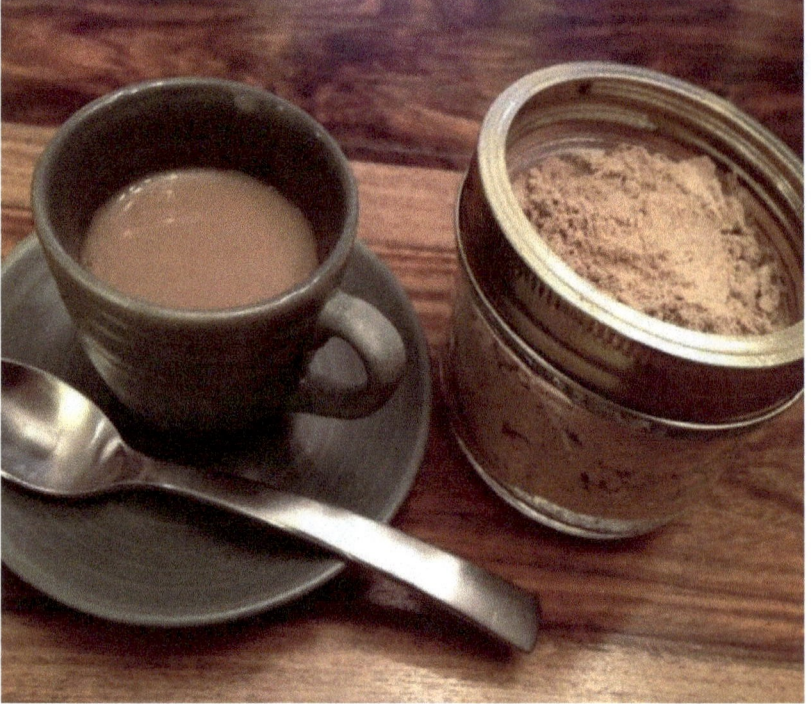

Ingredientes:
- 1/2 taza de gránulos de café instantáneo
- 1/2 taza de azúcar
- 2 cucharadas de cacao
- 1 taza de leche en polvo descremada

Direcciones

a) Combinar todo y mezclar bien. Almacene la mezcla en un recipiente hermético.
b) Por cada ración:
c) Coloque 1 cucharada. + 1 cucharadita de mezcla en una taza.
d) Agregue 1 taza de agua hirviendo y revuelva bien.

12. Café irlandés instantáneo con crema

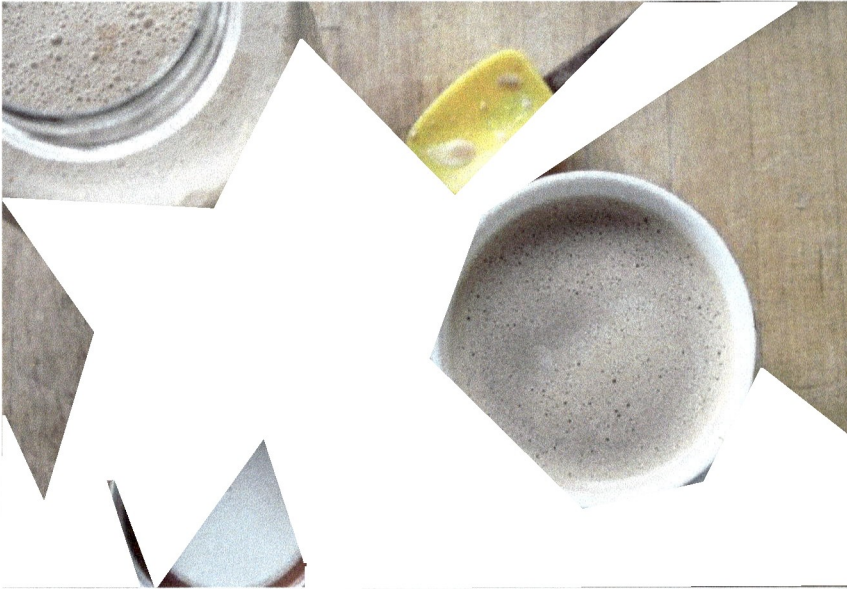

Ingredientes:
- 1 1/2 taza de agua tibia

- 1 cucharada Cristales de café instantáneo

- 1/4 taza de whisky irlandés
- Azúcar morena al gusto
- Aderezo de postre Rediwhip

Direcciones
a) En una medida de 2 tazas, combine el agua y los cristales de café instantáneo. Cocine en el microondas, sin tapar, al 100% de potencia

durante unos 4 minutos o hasta que esté al vapor.

b) Agregue el whisky irlandés y el azúcar morena. Sirva en tazas.

c) Cubra cada taza con Rediwhip.

13. Mezcla de café moca

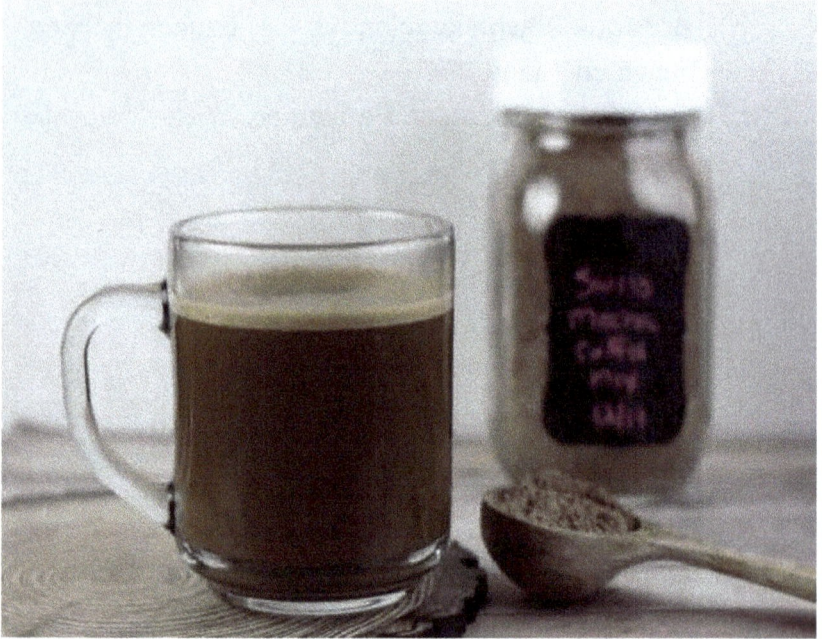

Ingredientes:
- 1/4 taza de crema en polvo no láctea
- 1/3 taza de azúcar
- 1/4 taza de café instantáneo seco
- 2 cucharadas Cacao

Direcciones

a) Coloque todos los ingredientes en la batidora, bata a alta velocidad hasta que estén bien mezclados. Mezcle 1 1/2 cucharadas con una taza de agua caliente.

b) Guárdelo en un frasco hermético, como un frasco de conservas.

14. Café Instantáneo Mocha

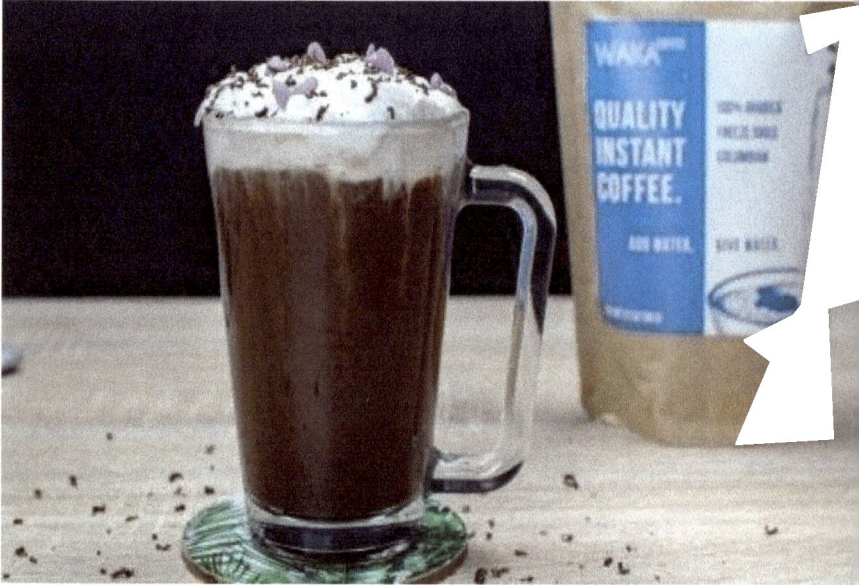

Ingredientes:
- 1 taza de cristales de café instantáneo
- 1 taza de mezcla de chocolate caliente o cacao
- 1 taza de crema no láctea
- 1/2 taza de azúcar

Direcciones
a) Combine todos los ingredientes; mezclar bien. Guárdelo en un frasco bien tapado. Pruebe con un frasco de conservas.
b) Servir:

c) Coloque 1 1/2 - 2 cucharadas en una taza o tazón.
d) Agregue el agua hirviendo para llenar la taza.
e) Rinde 3 1/2 tazas de mezcla de café o alrededor de 25 porciones o más.

15. Mezcla de café vienés

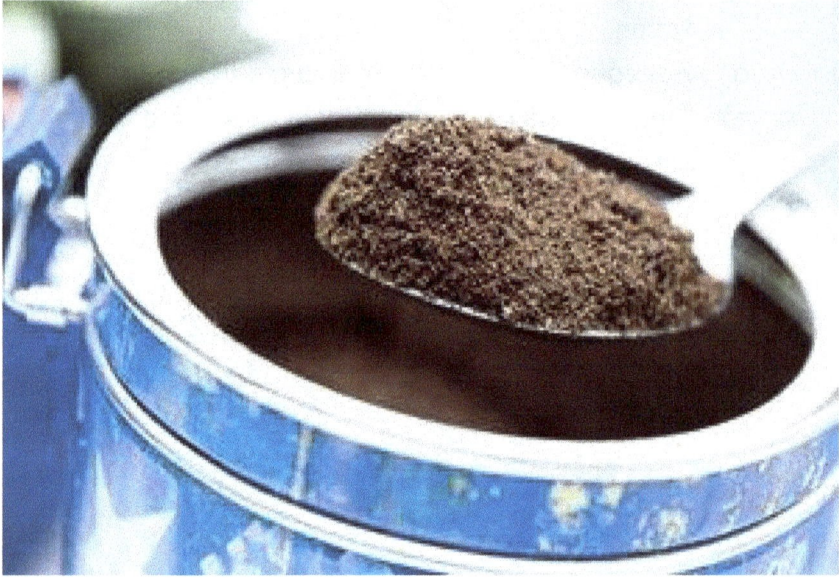

Ingredientes:
- 2/3 taza (escasa) de café instantáneo seco
- 2/3 taza de azúcar
- 3/4 taza de crema en polvo no láctea
- 1/2 cucharadita de canela
- guión de pimienta de Jamaica molida
- pizca de clavo
- pizca de nuez moscada

Direcciones

a) Mezcle todos los ingredientes y guárdelos en un frasco hermético.

b) Mezcle 4 cucharaditas con 1 taza de agua caliente.

16. Mezcla de café para gorro de dormir

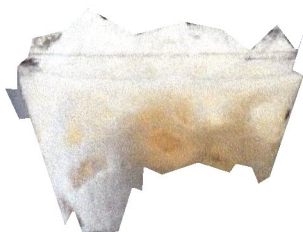

Ingredientes:
- 2/3 taza de crema de café sin lácteos
- 1/3 taza de gránulos de café descafeinado instantáneo
- 1/3 taza de azúcar granulada
- 1 cucharadita de cardamomo molido
- 1/2 cucharadita de canela en polvo

Direcciones

a) Combina todos los ingredientes en un tazón mediano; revuelva hasta que esté bien mezclado.

b) Almacenar en recipiente hermético. Rinde 1 1/3 tazas de mezcla de café

c) Vierta 1 cucharada colmada de mezcla de café en 8 onzas de agua caliente. Revuelva hasta que esté bien mezclado.

17. Mezcla de capuchino

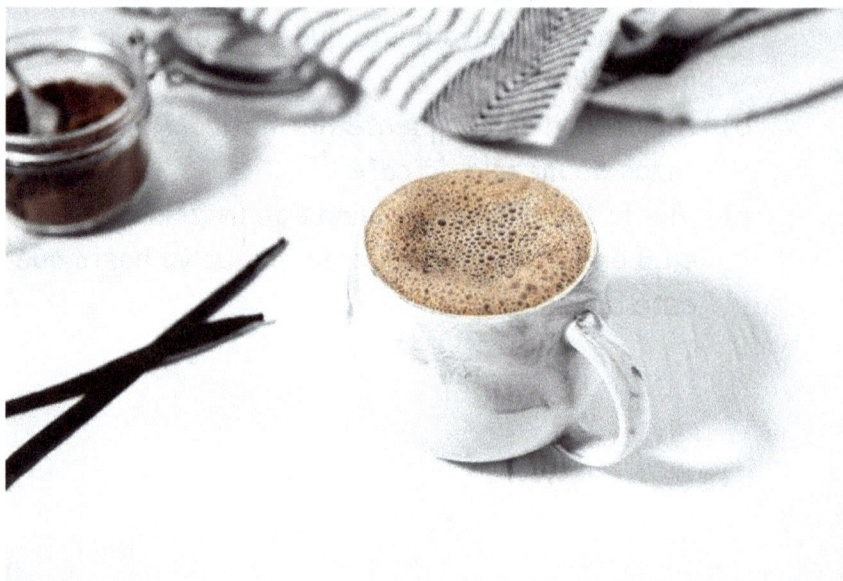

Ingredientes:

- 6 cucharaditas de café instantáneo
- 4 cucharadas de cacao sin azúcar
- 1 cucharadita de canela molida
- 5 cucharadas de azúcar
- Crema batida

Direcciones

a) Mezclar todos los ingredientes.

b) Para preparar una porción de café, use 1 cucharada de mezcla y colóquela en una taza grande; vierta 1 $\frac{1}{2}$ tazas de agua hirviendo y revuelva. Cubra con crema batida

18. Café Cappuccino Mix

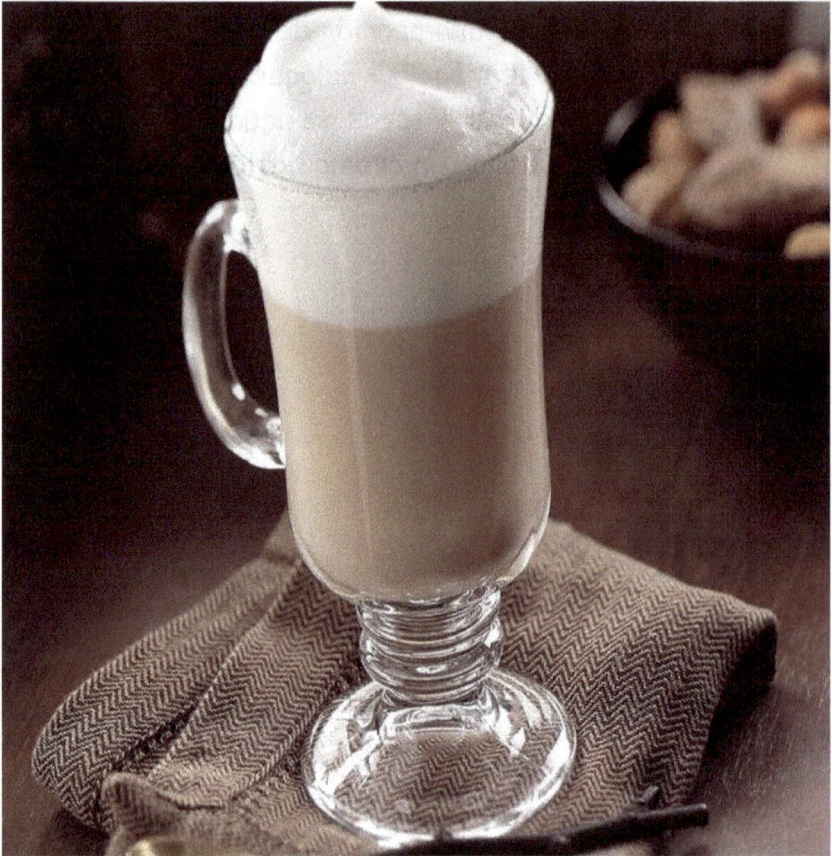

Ingredientes:

- 1/2 taza de café instantáneo
- 3/4 taza de azúcar
- 1 taza de leche en polvo descremada
- 1/2 cucharadita de cáscara de naranja seca

Direcciones

a) Moler la cáscara de naranja seca con un mortero. Mezcle todos los ingredientes.

b) Use una licuadora para combinar, hasta que esté pulverizado.

c) Por cada ración:

d) Use 2 cucharadas por cada taza de agua caliente.

e) Rinde aproximadamente 2 1/4 tazas de mezcla.

CAFÉ IRLANDÉS

19. Batido de café irlandés Shooter

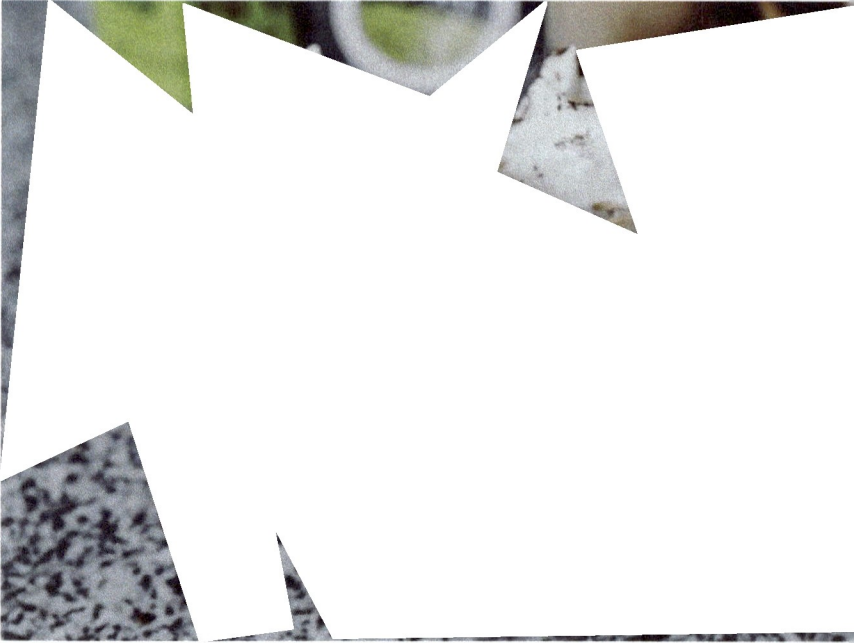

Ingredientes:
- 1/2 taza de leche descremada
- 1/2 taza de yogur natural bajo en grasa
- 2 cucharaditas de azúcar
- 1 cucharadita de café instantáneo en polvo
- 1 cucharadita de whisky irlandés

Direcciones

a) Coloque todos los ingredientes en una licuadora a velocidad baja.

b) Licúa hasta que puedas ver que tus ingredientes se incorporan entre sí.

c) Utilice un vaso de batido alto para la presentación.

20. Buen viejo irlandés

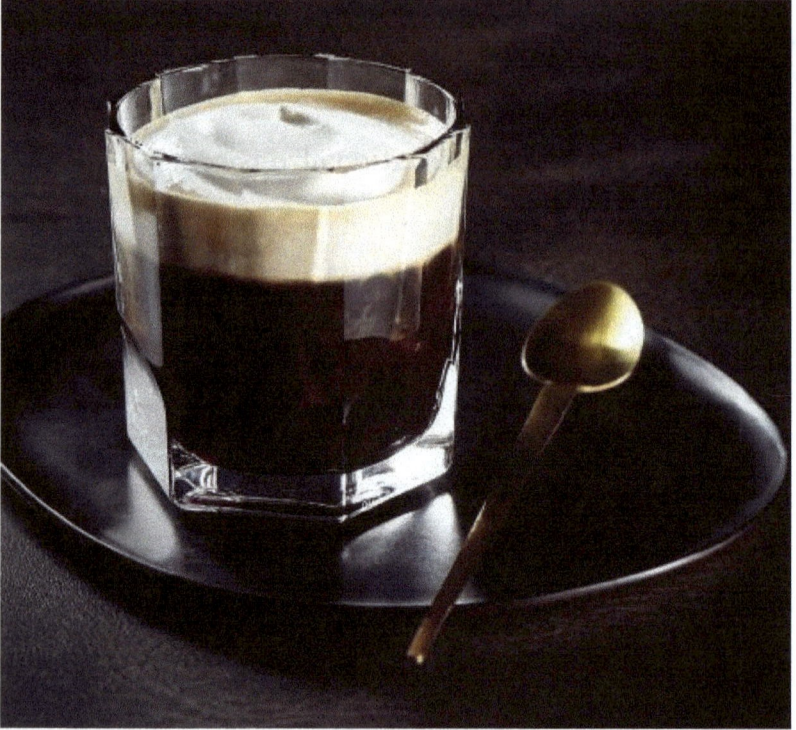

Ingredientes:

- 1.5 onzas de licor de crema irlandesa
- 1.5 onzas de whisky irlandés
- 1 taza de café caliente
- 1 cucharada de crema batida
- 1 pizca de nuez moscada

Direcciones
a) En una taza de café, combine la crema irlandesa y el whisky irlandés.
b) Llene la taza con café. Cubra con una cucharada de crema batida.
c) Adorne con una pizca de nuez moscada.

21. Café irlandés Bushmills

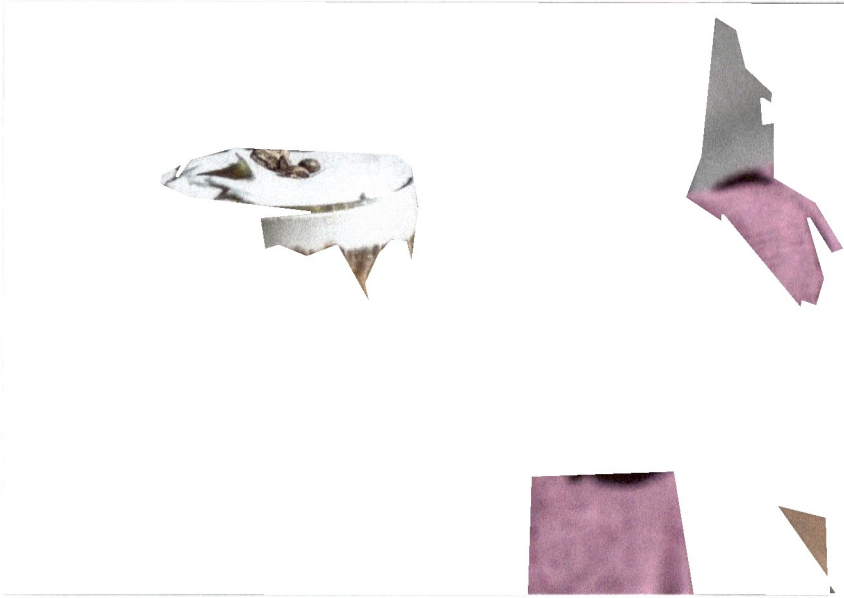

Ingredientes:
- 1 1/2 onzas de whisky irlandés Bushmills
- 1 cucharadita de azúcar morena (opcional)
- 1 pizca de crème de menthe, verde
- Café fresco extra fuerte
- Crema batida

Direcciones

a) Vierta el whisky en una taza de café irlandés y llénela con café hasta 1/2 pulgada desde la parte superior. Agregue azúcar al gusto y mezcle. Cubra con crema batida y rocíe crème de menthe encima.

b) Sumerja el borde de la taza en azúcar para cubrir el borde.

22. Café irlandés fuerte

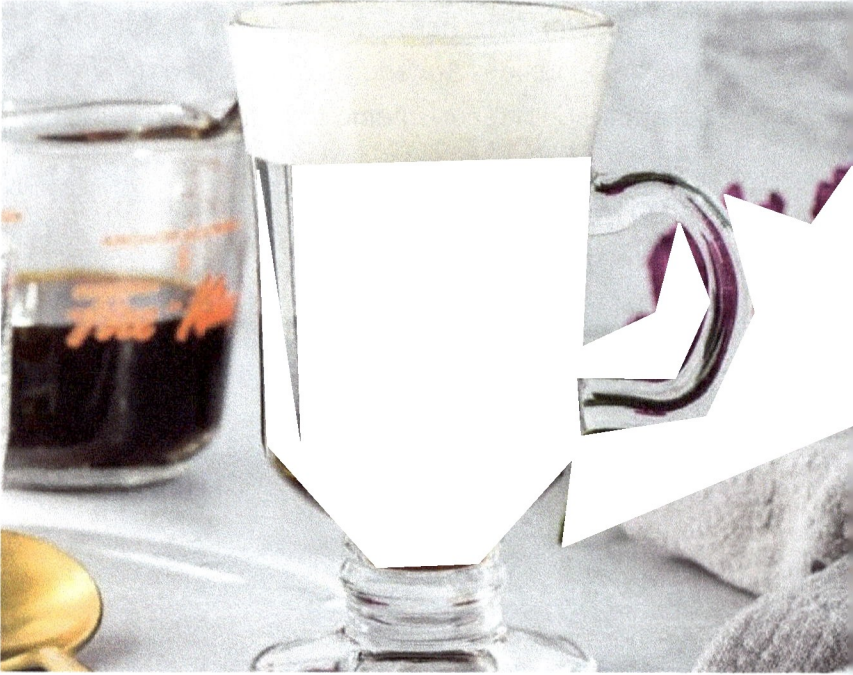

Ingredientes:

- 1 taza de café fuerte
- 1 1/2 oz de whisky irlandés
- 1 cucharadita de azúcar
- 1 cucharada de crema batida

Direcciones

a) Mezcle el café, el azúcar y el whisky en una taza grande para microondas.

b) Calienta en el microondas a temperatura alta de 1 a 2 min. Cubra con crema batida

c) Tenga cuidado al beber, puede necesitar un momento para enfriarse.

23. Café irlandés cremoso

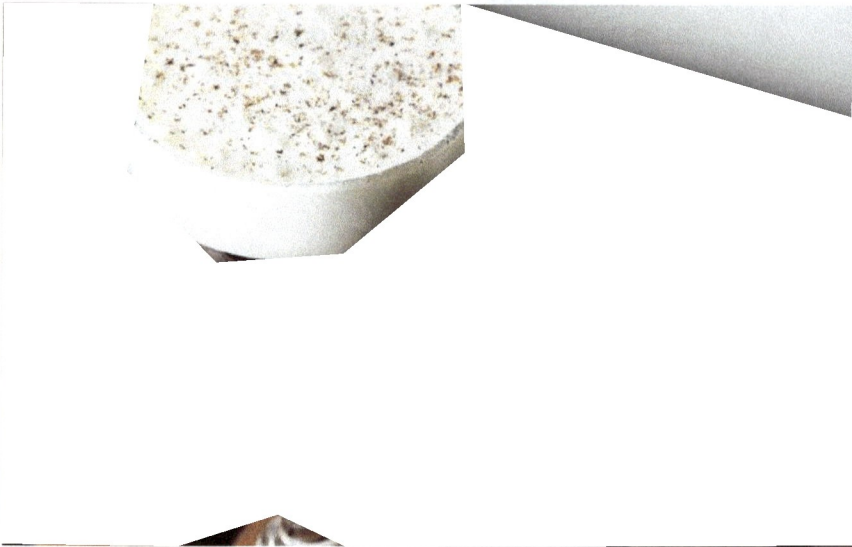

Ingredientes:
- 1/3 taza de licor de crema irlandesa
- 1 1/2 tazas de café recién hecho
- 1/4 taza de crema espesa, ligeramente endulzada y batida

Direcciones

a) Divida el licor y el café en 2 tazas.
b) Cubra con crema batida.
c) Atender.

24. Café irlandés a la antigua

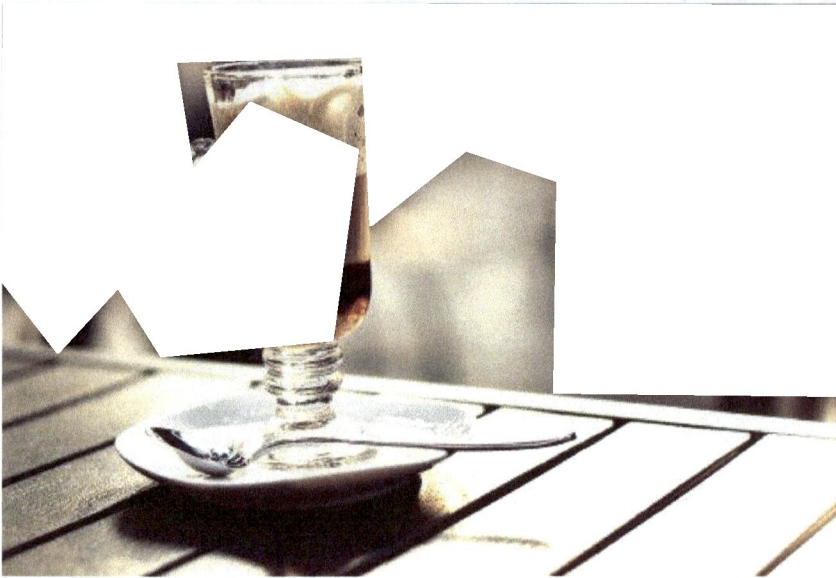

Ingredientes:

- 3/4 taza de agua tibia
- 2 cucharadas de whisky irlandés
- Relleno de postre Rediwhip
- 1 1/2 cucharadas de Cristales de Café Instantáneo
- Azúcar morena al gusto

Direcciones

a) Combina agua y cristales de café instantáneo.
   Microondas, sin tapar, encendido

b) 100% de potencia aproximadamente 1 1/2
   minutos o simplemente hasta que esté muy
   caliente. Agregue el whisky irlandés y el azúcar
   morena. Cubra con cobertura Rediwhip o
   similar.

CAFÉ HELADO

25. Mochacchino helado

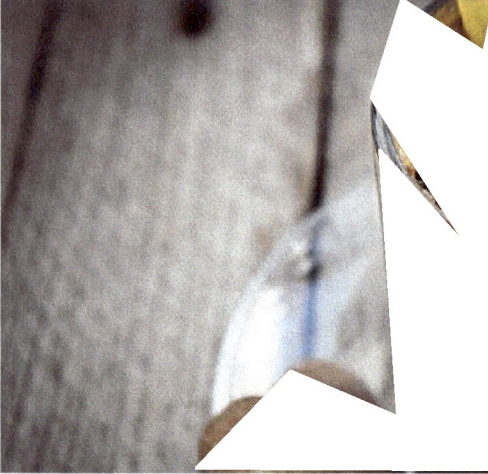

Ingredientes:
- 1/2 taza de espresso preparado, frío
- 6 cucharadas de sirope de chocolate
- 1 cucharada de azúcar
- 1/2 taza de leche
- 1 taza de helado de vainilla o yogur helado
- 1/4 taza de crema espesa, batida suavemente

Direcciones
a) Coloque el espresso, el jarabe de chocolate, el azúcar y la leche en una licuadora y mezcle para combinar.
b) Agrega el helado o el yogur y licúa hasta que quede suave.

c) Vierta la mezcla en dos vasos fríos y cubra cada uno con crema batida y rizos de chocolate o espolvoree canela o cacao.

26. Café helado de almendras

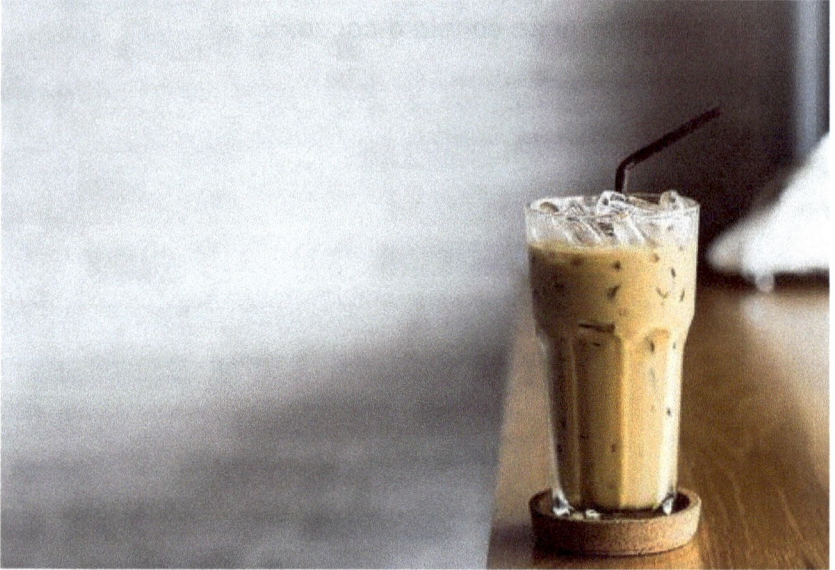

Ingredientes:
- 1 taza de café fuerte
- 1 taza de leche desnatada
- 1/2 cucharadita de extracto de vainilla
- 1/2 cucharadita de extracto de almendras
- 1 cucharadita de azucar
- Canela para decorar
- Aderezo de postre como Rediwhip

Direcciones

a) Combine 1 taza de café fuerte con 1 taza de leche desnatada, el extracto de vainilla, el extracto de almendras y el azúcar.

b) Vierta en vasos llenos de hielo de 2 a 10 onzas

c) Adorna con la canela.

27. Café helado de canela

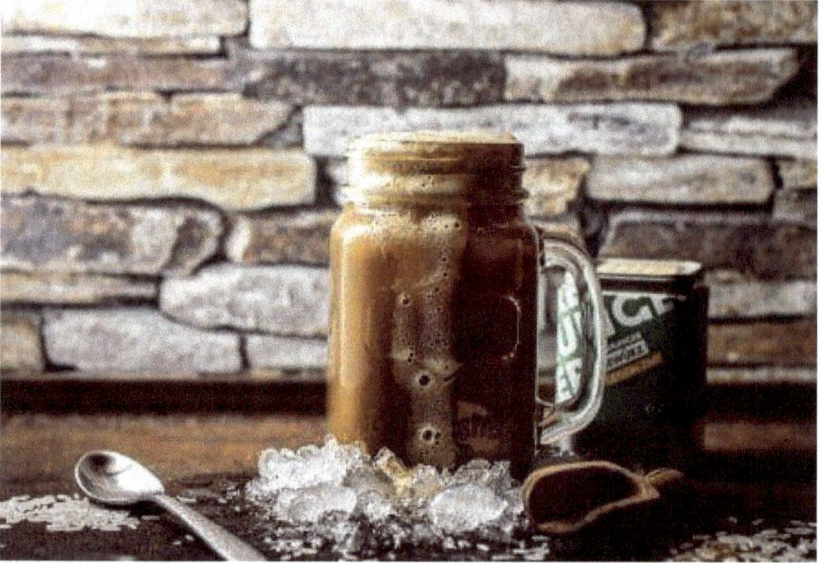

Ingredientes:
- 4 tazas de café fuerte (use de 2 a 4 cucharaditas instantáneas en 1 taza de agua hirviendo
- 1 rama de canela de 3 ", partida en trozos pequeños
- 1/2 taza de crema espesa
- Los jarabes de café tienen muchos sabores. La vainilla complementaría la canela.

Direcciones

a) Vierta el café caliente sobre los trozos de canela; tapar y dejar reposar aproximadamente 1 hora.

b) Retire la canela y agregue la crema. Enfríe bien.

c) Para servir, vierta en vasos llenos de hielo. Agregue la cantidad deseada de jarabe de café.

d) Si lo desea, cubra con crema batida endulzada y espolvoree con canela molida. Utilice palitos de canela como agitadores.

28. Hielo de café

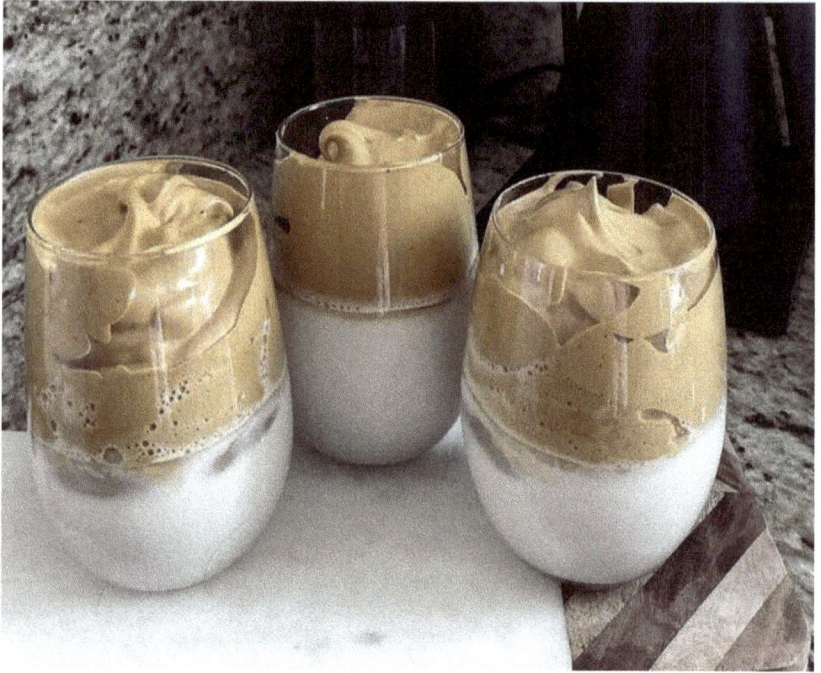

Ingredientes:

- 2 tazas de espresso elaborado
- 1/4 taza de azúcar
- 1/2 cucharadita de canela en polvo

Direcciones

a) En una cacerola a fuego medio, cocine a fuego lento todos los ingredientes hasta que se disuelvan.

b) Coloque la mezcla en un plato de metal, cubra y congele durante al menos 5 horas, revolviendo la mezcla exterior congelada en el centro cada media hora, hasta que esté firme pero no completamente congelada.

c) Justo antes de servir, raspe la mezcla con un tenedor para aligerar la textura. Rinde 4 porciones (1/2 taza).

29. Café helado Au Lait

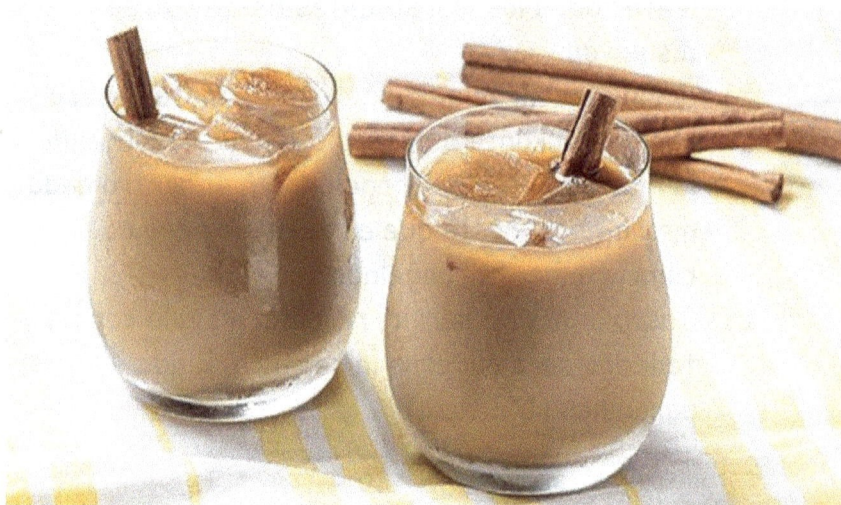

Ingredientes:

- 2 1/4 de café frío recién hecho
- 2 tazas de leche
- 2 tazas de hielo picado
- Azúcar al gusto

Direcciones

a) Licúa todos los ingredientes en una licuadora.
b) Agregue el azúcar y continúe licuando hasta que esté espumoso.
c) Verter sobre hielo
d) Servir inmediatamente.

30. Café helado cremoso

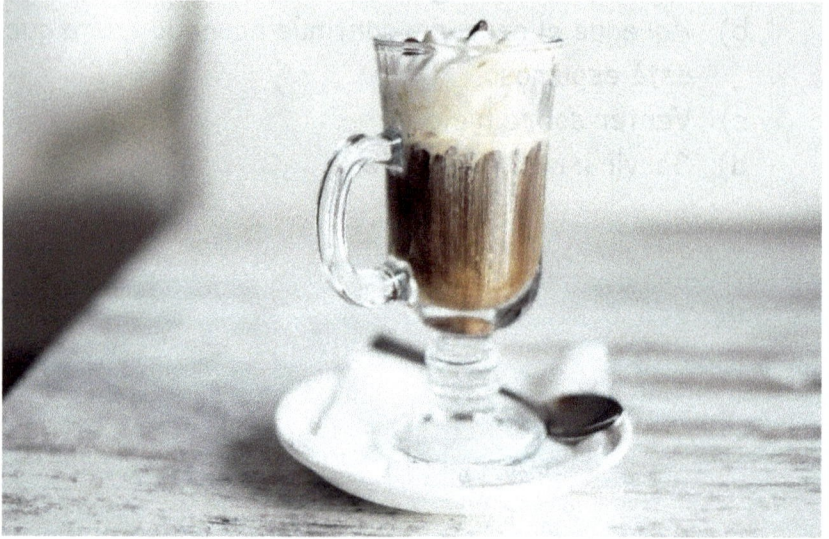

Ingredientes:
- 1 taza de café fuerte frío
- 2 cucharadas de azúcar en polvo redondeadas
- 3 tazas de hielo picado

Direcciones

a) Combina el café, el azúcar y el hielo.
b) Licuar hasta que quede cremoso

CAFÉ ALCOHÓLICO

31. Ron Café

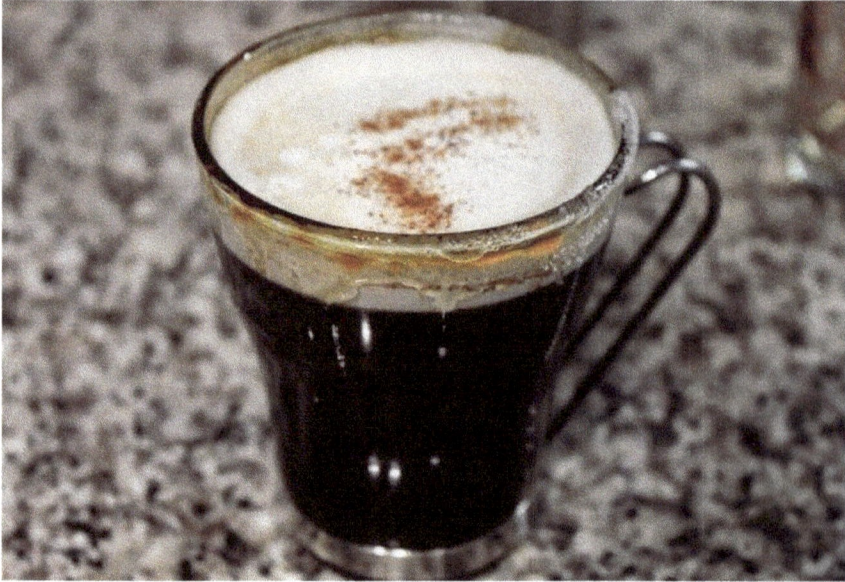

Ingredientes:
- 12 oz de café recién molido, preferiblemente chocolate con menta o chocolate suizo
- 2 oz o más de ron 151
- 1 cucharada grande de crema batida
- 1 oz de licor Haagen-Dazs o crema irlandesa Baileys
- 2 cucharadas de sirope de chocolate

Direcciones

a) Moler el café recién hecho.

b) Elaborar cerveza.

c) En una taza grande, ponga más de 2 onzas de ron 151 en el fondo.

d) Vierta el café caliente en la taza 3/4 de su altura.

e) Agregue la crema irlandesa HagenDaz o Bailey's.

f) Revolver.

g) Cubra con la crema batida fresca y rocíe con el jarabe de chocolate.

32. Café irlandés Kahlua

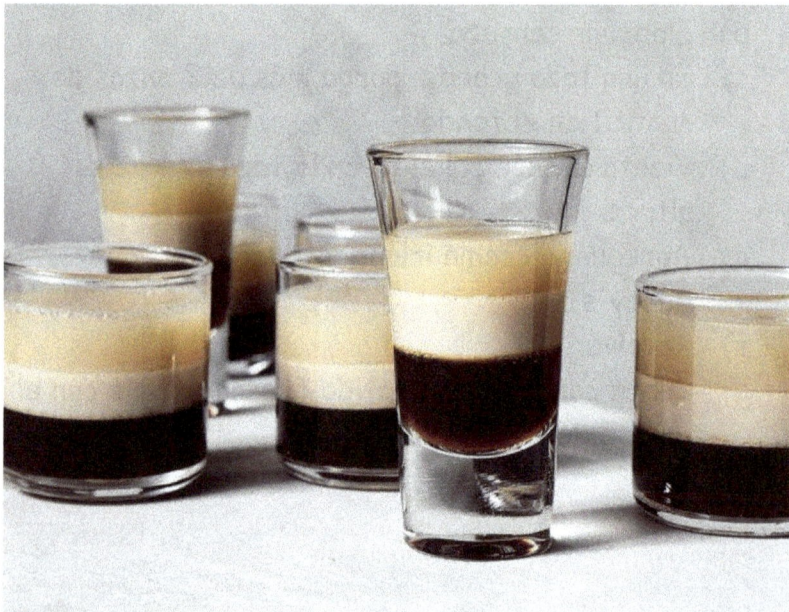

Ingredientes:

- 2 oz de Kahlua o licor de café
- 2 oz de whisky irlandés
- 4 tazas de café caliente
- 1/4 taza de crema batida, batida

Direcciones

a) Vierta media onza de licor de café en cada taza. Agregue media onza de whisky irlandés a cada uno.

b) taza. Vierta el café caliente recién hecho humeante, revuelva. Cuchara dos colmados

c) cucharada de crema batida encima de cada uno. Sirva caliente, pero no tan caliente que le queme los labios.

33. Capuchino irlandés de Bailey

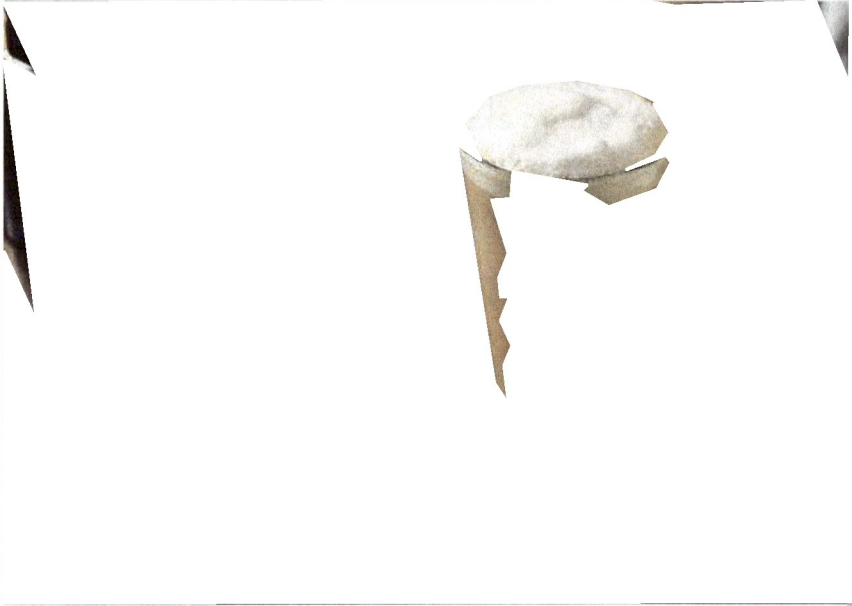

Ingredientes:
- 3 oz de crema irlandesa de Bailey
- 5 oz de café caliente -
- Aderezo de postre enlatado
- 1 pizca de nuez moscada

Direcciones

a) Vierta la crema irlandesa de Bailey en una taza de café.

b) Rellenar con café negro caliente. Cubra con un solo rocío de cobertura para postre.

c) Espolvoree la cobertura de postre con una pizca de nuez moscada

34. Brandy Café

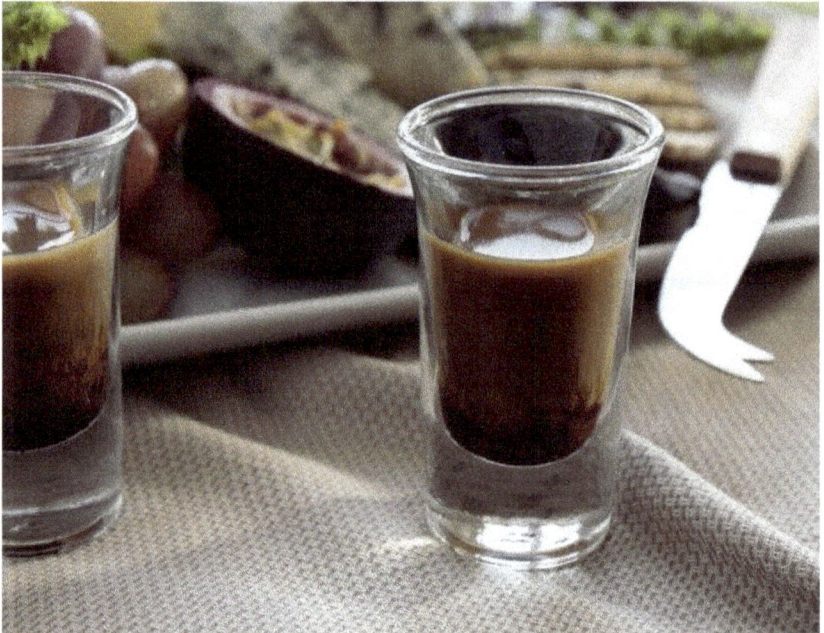

Ingredientes:
- 3/4 taza de café fuerte caliente
- 2 onzas de brandy
- 1 cucharadita de azúcar
- 2 onzas de crema espesa

Direcciones

a) Vierta el café en un vaso alto. Agrega el azúcar y revuelve para que se disuelva.

b) Agrega el Brandy y revuelve nuevamente. Vierta la crema, sobre el dorso de una cucharadita mientras la sostiene, ligeramente por encima de la parte superior del café en la taza. Esto le permite flotar.

c) Atender.

35. Salsa Kahlua y chocolate

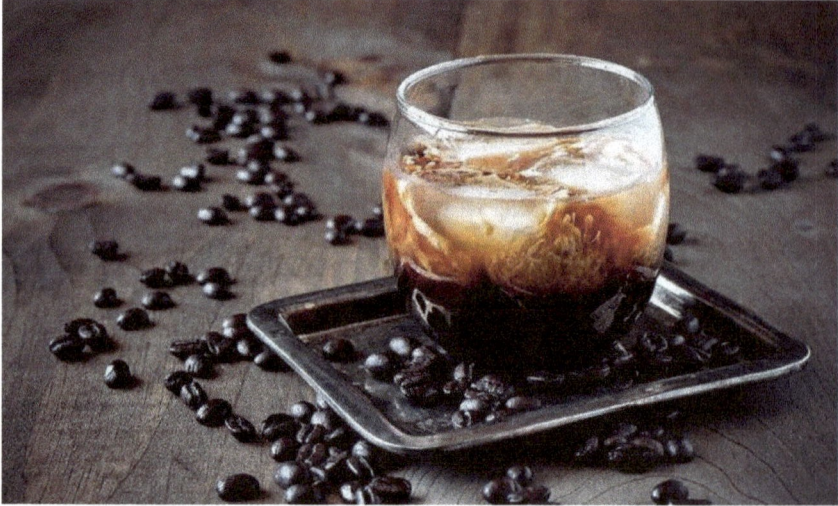

Ingredientes:
- 6 tazas de café caliente
- 1 taza de sirope de chocolate
- 1/4 taza de Kahlua
- $\frac{1}{8}$ cucharadita de canela molida
- Crema batida

Direcciones
a) Combine el café, el jarabe de chocolate, Kahlua y la canela en un recipiente grande; revuelva bien.
b) Servir inmediatamente. Cubra con crema batida.

Salsa de chocolate

Ingredientes:
- 1/2 taza de azucar
- 2 cucharadas de cacao
- 1/8 cucharadita de sal
- 1 1 / 2-2 cucharadas de mantequilla
- 1/4 taza de agua
- 1/4 de cucharadita de extracto de vainilla

Direcciones
a) Combine el azúcar, el cacao y la sal en una cacerola pequeña.
b) Agregue suficiente agua para obtener una consistencia que pueda revolver.
c) Agregue mantequilla a la mezcla de cacao.
d) Llevar a ebullición a fuego medio alto, revolviendo constantemente.
e) Deje hervir durante 1 minuto.
f) Retírelo del calor.
g) Agrega la vainilla.

36. Licor De Café Casero

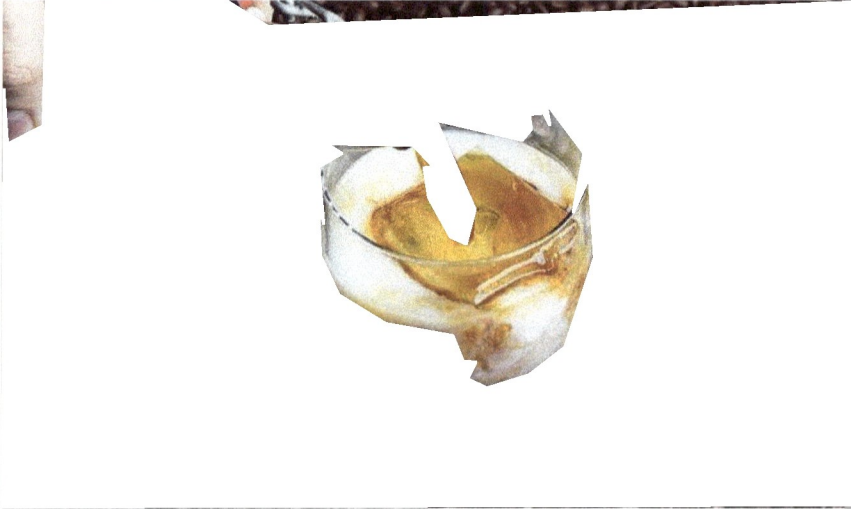

Ingredientes:
- 4 taza de azúcar
- 1/2 taza de café instantáneo - use agua filtrada
- 3 taza de agua
- 1/4 cucharadita de sal
- 1 1/2 taza de vodka, de alta graduación
- 3 cucharadas de vainilla

Direcciones

a) Combine el azúcar y el agua; hervir hasta que el azúcar se disuelva. Reduzca el fuego a fuego lento y cocine a fuego lento durante 1 hora.

b) DEJAR ENFRIAR.

c) Agrega el vodka y la vainilla.

37. Café Brandy Kahlua

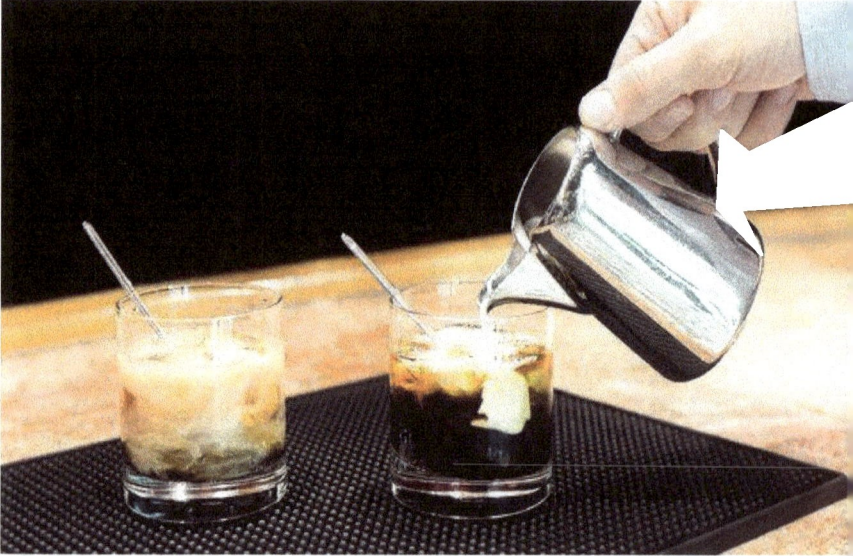

Ingredientes:

- 1 onza de Kahlua
- 1/2 onza de brandy
- 1 taza de café caliente
- Crema batida para cubrir

Direcciones
a) Agregue Kahlua y brandy al café.
b) Decora con la nata montada.

38. Espresso de lima y tequila

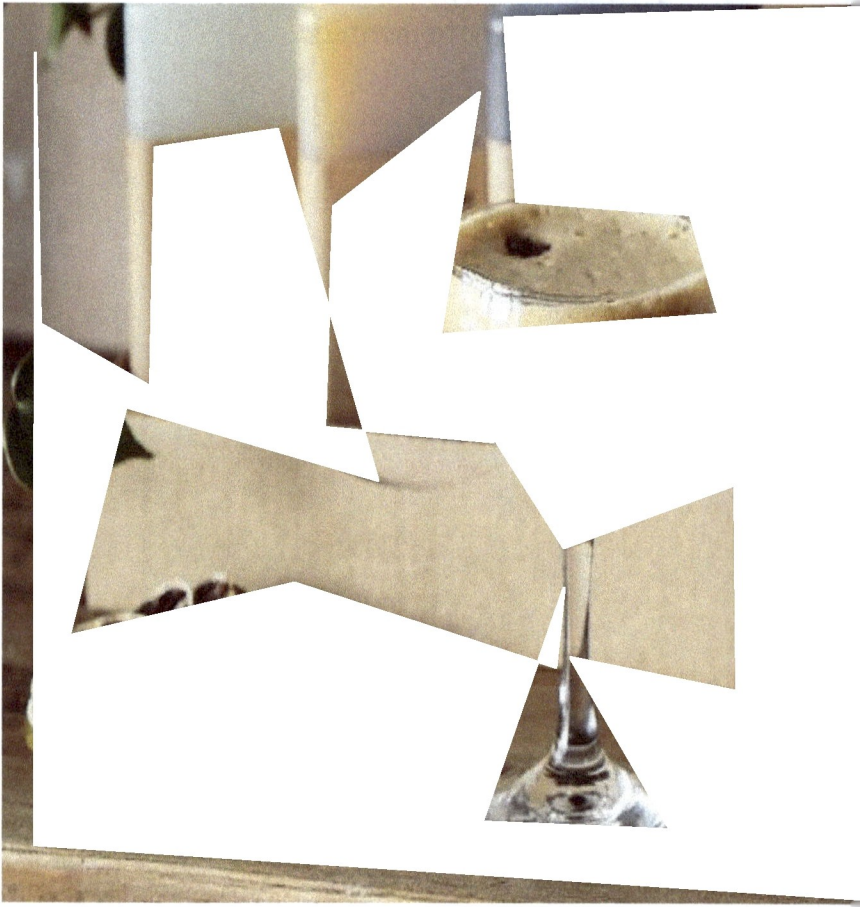

Ingredientes:
- Doble trago de espresso
- 1 chupito de tequila blanco
- 1 lima fresca

Direcciones

a) Pasa una rodaja de lima por el borde de un vaso expreso.
b) Vierta un trago doble de expreso sobre hielo.
c) Agrega un trago de tequila blanco
d) Atender

39. Café con brandy endulzado

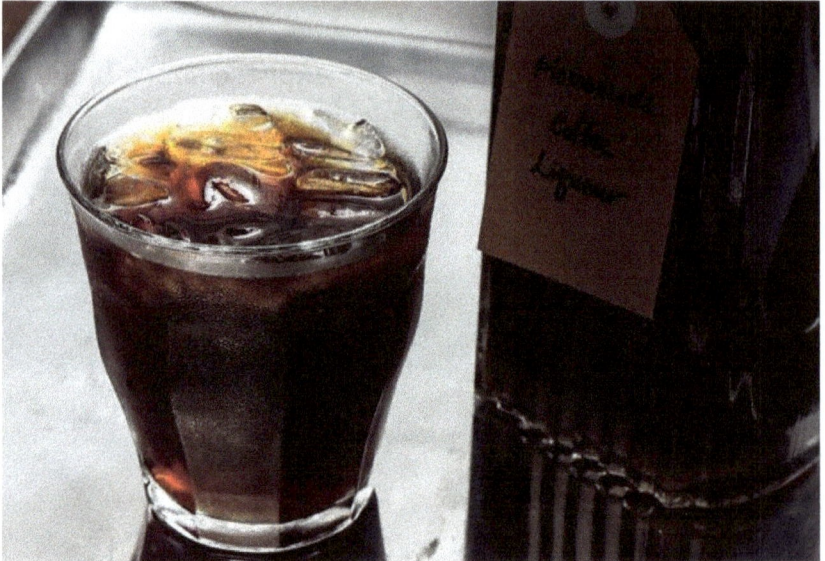

Ingredientes:
- 1 taza de café recién hecho
- 1 oz de licor de café
- 1 cucharadita de jarabe de chocolate
- 1/2 oz de brandy
- 1 pizca de canela
- Crema Batida Dulce

Direcciones
a) Combine licor de café, brandy, sirope de chocolate y canela en una taza y llénela con café recién hecho.
b) Cubra con crema batida.

Sirope de chocolate casero

Ingredientes:

- 1/2 taza de almíbar
- 2 cucharadas de cacao
- 1/8 cucharadita de sal
- 1 1/2 cucharada de mantequilla
- 1/4 taza de agua
- 1/4 cucharadita de extracto de vainilla

Direcciones

a) Combine el azúcar, el cacao y la sal en una cacerola pequeña.
b) Agregue suficiente agua para obtener una consistencia que pueda revolver.
c) Agregue mantequilla a la mezcla de cacao.
d) Llevar a ebullición a fuego medio alto, revolviendo constantemente.
e) Deje hervir durante 1 minuto, revolviendo.
f) Retirar del fuego y agregar la vainilla.

40. Cena Fiesta Café

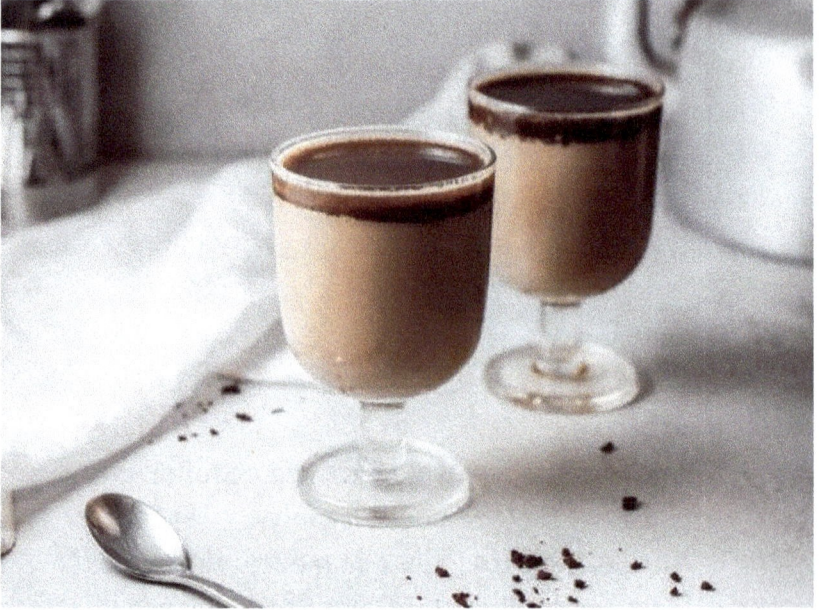

Ingredientes:

- 3 tazas de café descafeinado muy caliente
- 2 cucharadas de azúcar
- 1/4 taza de ron claro u oscuro

Direcciones
a) Combine el café muy caliente, el azúcar y el ron en una olla caliente.
b) Duplica según sea necesario.

41. Café dulce de arce

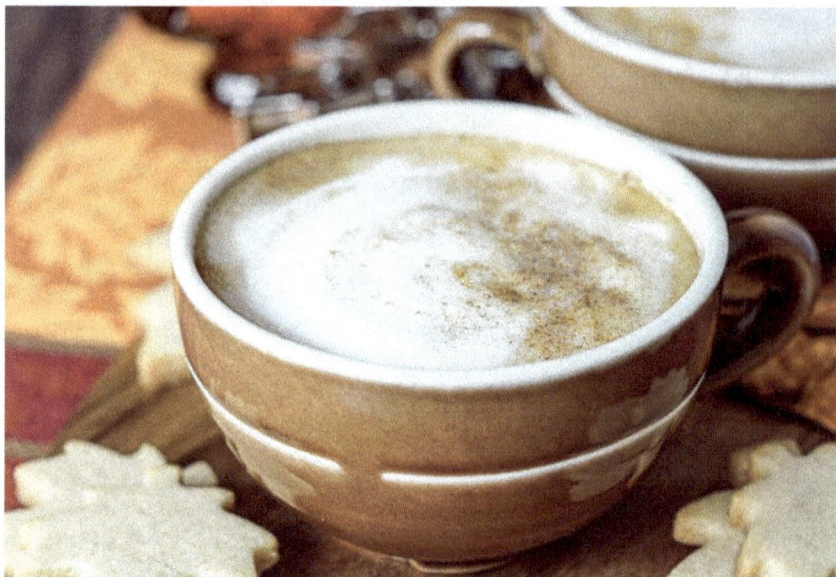

Ingredientes:
- 1 taza mitad y mitad
- 1/4 taza de jarabe de arce
- 1 taza de café caliente
- Crema batida azucarada

Direcciones

a) Cocine la mitad y mitad y el jarabe de arce en una cacerola a fuego medio. Revolviendo constantemente, hasta que esté completamente caliente. No permita que la mezcla hierva.

b) Agregue el café y sirva con crema batida azucarada.

42. Sueño de Dublín

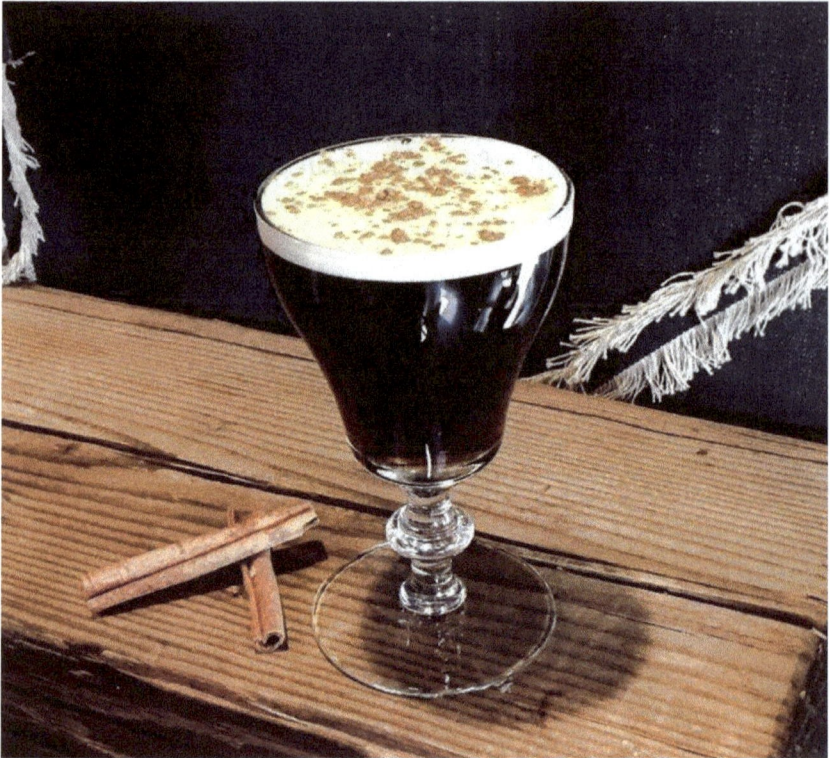

Ingredientes:

- 1 cucharada Café instantáneo

- 1 1/2 cucharada de chocolate caliente instantáneo
- 1/2 oz de licor de crema irlandesa
- 3/4 taza de agua hirviendo
- 1/4 taza de crema batida

Direcciones

a) En un vaso de café irlandés, coloque todos los ingredientes excepto la crema batida.

b) Revuelva hasta que esté bien mezclado y decore con crema batida.

43. Café Di Saronno

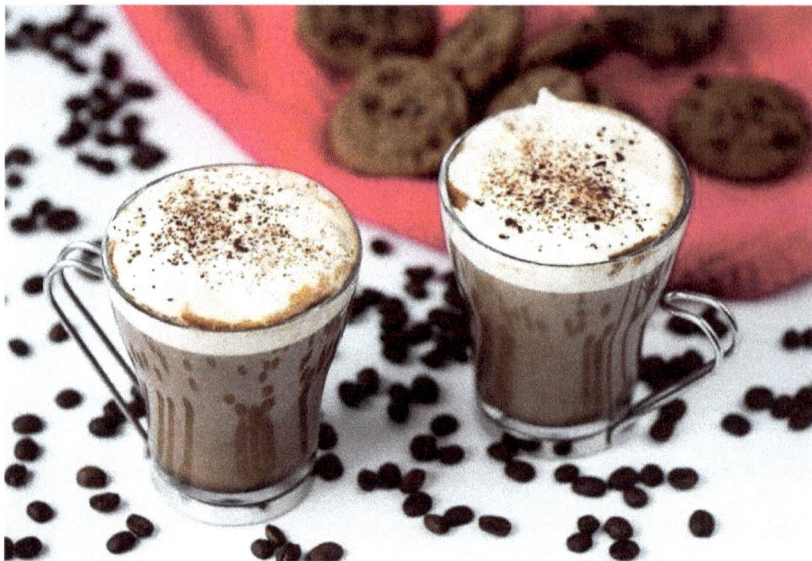

Ingredientes:

- 1 onza de Di saronno amaretto
- 8 fl de café
- Crema batida

Direcciones

a) Mezcle Di Saronno Amaretto con café, luego cubra con crema batida.

b) Sirva en taza de café irlandesa.

44. Baja Coffee

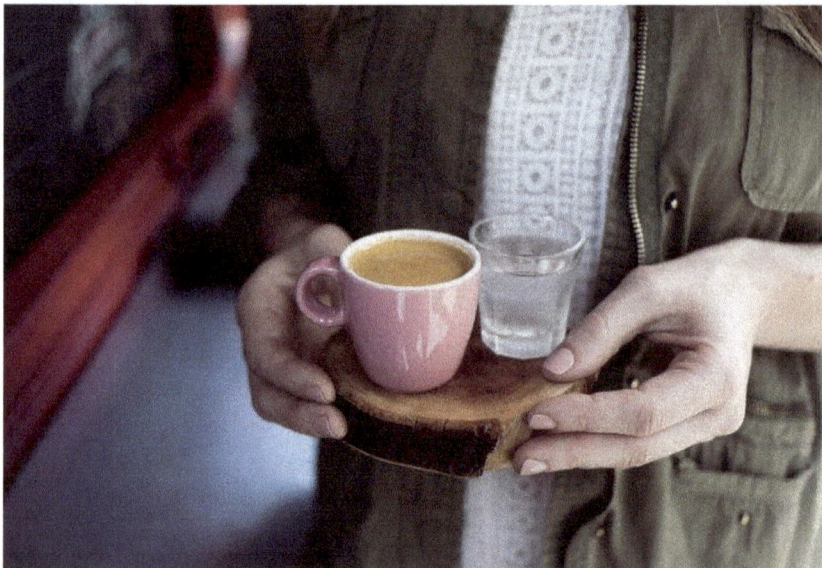

Ingredientes:
- 8 taza de agua caliente
- 3 cucharadas de café instantáneo en gránulos
- 1/2 taza de licor de café
- 1/4 taza de licor de crema de cacao
- 3/4 taza de crema batida
- 2 cucharadas de chocolate semidulce rallado

Direcciones

a) En una olla de cocción lenta, combine el agua caliente, el café y los licores.

b) Cubra y caliente a BAJA 2-4 horas. Sirva en tazas o vasos a prueba de calor.

c) Cubra con crema batida y chocolate rallado.

45. Café praliné

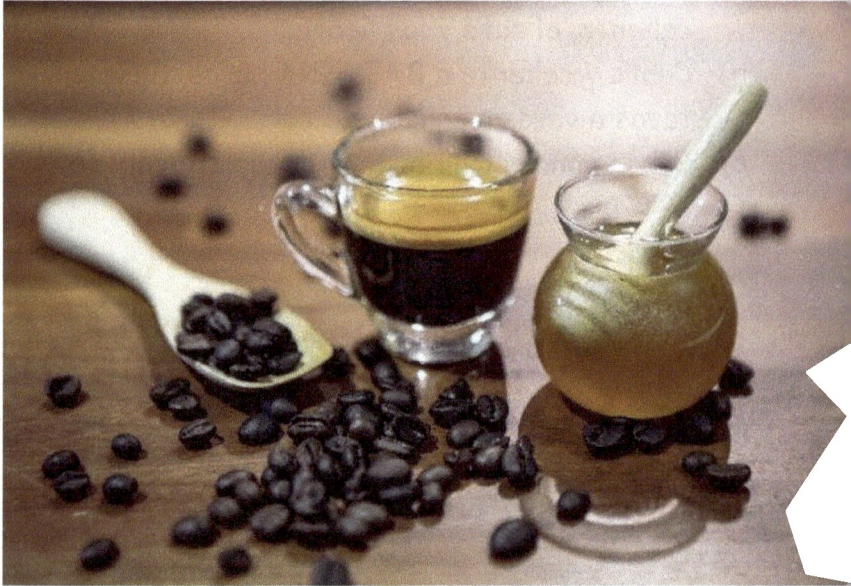

Ingredientes:
- 3 tazas de café caliente
- 3/4 tazas Mitad y mitad
- 3/4 tazas de azúcar morena liviana bien compacta
- 2 cucharadas de mantequilla o margarina
- 3/4 taza de licor de praliné
- Crema batida azucarada

Direcciones

a) Cocine los primeros 4 ingredientes en una cacerola grande a fuego medio, revolviendo constantemente, hasta que estén completamente calientes, no hierva.

b) Incorpora el licor; sirva con crema batida azucarada.

46. Licor de praliné

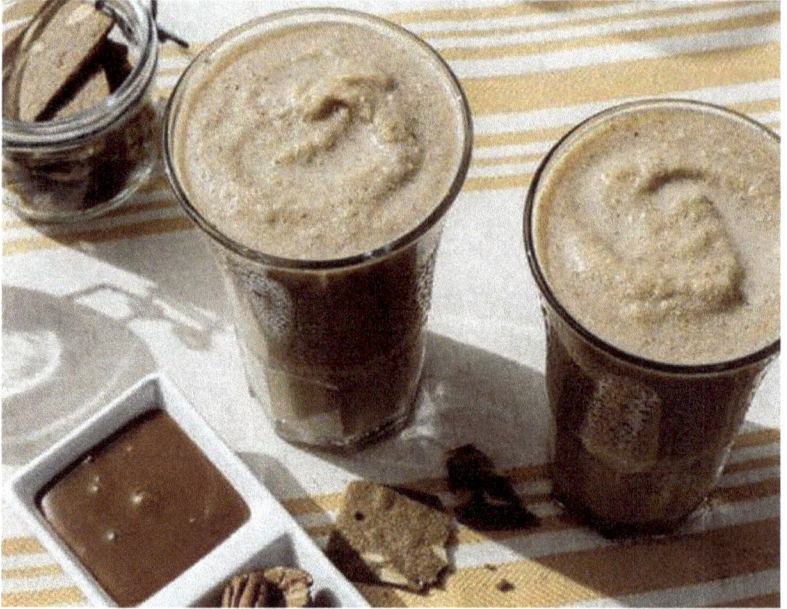

Ingredientes:
- 2 tazas de azúcar moreno oscuro bien empacado
- 1 taza de azucar blanca
- 2 1/2 tazas de agua
- 4 tazas de Pecan Pecan
- 4 vainas de vainilla partidas a lo largo
- 4 tazas de vodka

Direcciones

a) Combine el azúcar morena, el azúcar blanca y el agua en una cacerola a fuego medio, hasta que la mezcla comience a hervir. Reduzca el fuego y cocine a fuego lento durante 5 minutos.

b) Coloque las vainas de vainilla y las nueces en un frasco de vidrio grande (ya que esto rinde 4 1/2 tazas Vierta la mezcla caliente en el frasco y deje enfriar. Agregue vodka

c) Cúbralo bien y guárdelo en un lugar oscuro. Dé la vuelta al frasco todos los días durante las próximas 2 semanas para mantener todos los ingredientes combinados. Después de 2 semanas, cuele la mezcla, descartando los sólidos.

47. Amaretto Café '

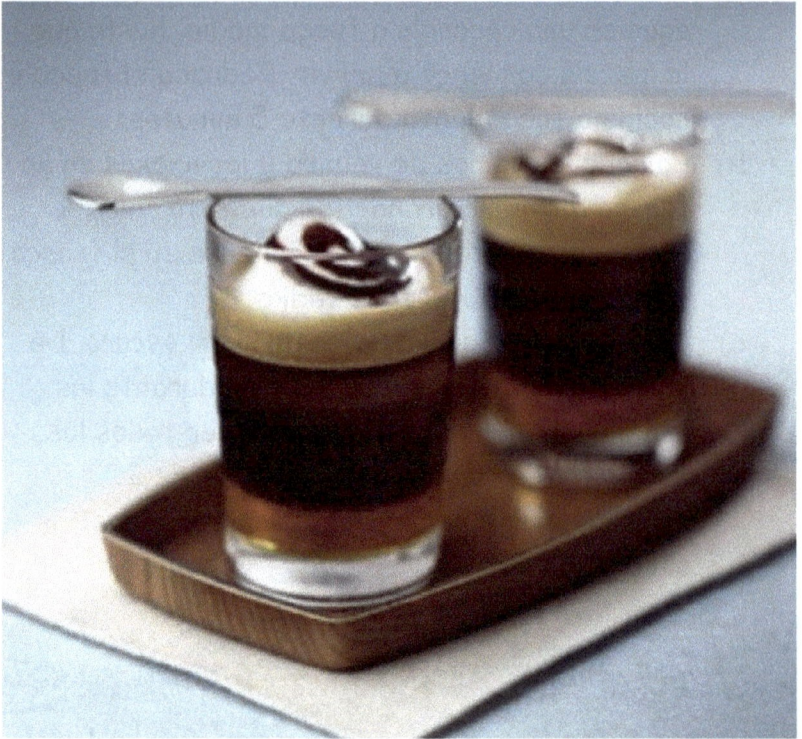

Ingredientes:
- 1 1/2 tazas de agua tibia
- 1/3 taza de Amaretto
- 1 cucharada de cristales de café instantáneo
- Aderezo de crema Redi Whip-real

Direcciones

a) Mezcle el agua y los cristales de café instantáneo en un plato apto para microondas.

b) Cocine en el microondas sin tapar, al 100% de potencia durante unos 3 minutos o hasta que esté humeante.

c) Agrega el Amaretto. Sirva en tazas de vidrio transparente. Cubra cada taza de mezcla de café con un poco de cobertura de postre.

48. Café Au Cin

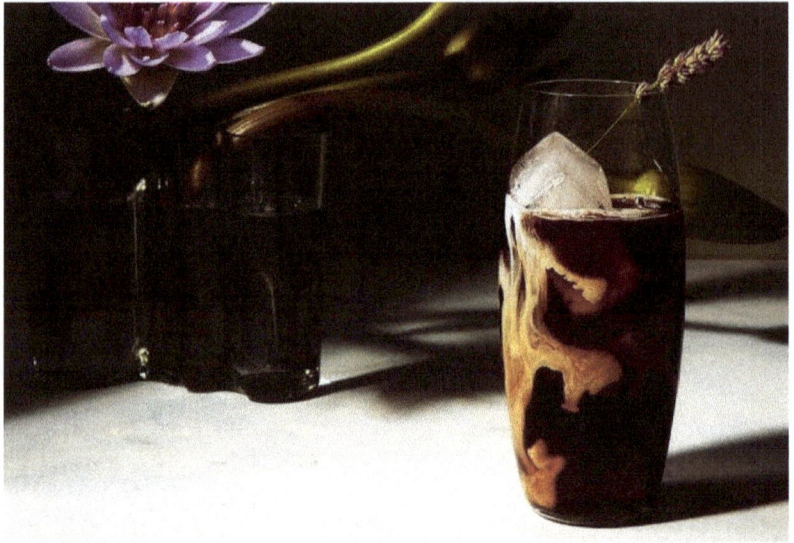

Ingredientes:
- 1 taza de café tostado francés fuerte y frío
- 2 cucharadas de azúcar granulada
- pizca de canela
- 2 oz de oporto Tawny
- 1/2 cucharadita de piel de naranja rallada

Direcciones
a) Combine y mezcle en una licuadora a alta
velocidad.
b) Vierta en copas de vino heladas.

49. Capuchino con pinchos

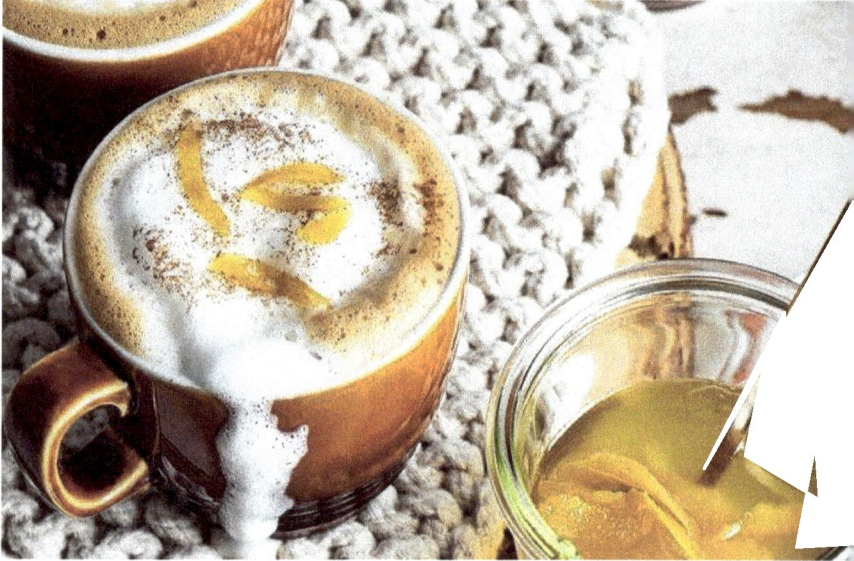

Ingredientes:
- 1/2 taza Mitad y mitad
- 1/2 taza de espresso recién hecho
- 2 cucharadas de brandy
- 2 cucharadas de ron blanco
- 2 cucharadas de crema de cacao oscura
- Azúcar

Direcciones

a) Batir mitad y mitad en una cacerola pequeña a fuego alto hasta que esté espumoso, aproximadamente 3 minutos.

b) Divida el café expreso entre 2 tazas. Agrega la mitad del brandy y la mitad de la crema de cacao a cada taza.

c) Vuelva a batir mitad y mitad y vierta en tazas.

d) El azúcar es opcional

50. Café gaélico

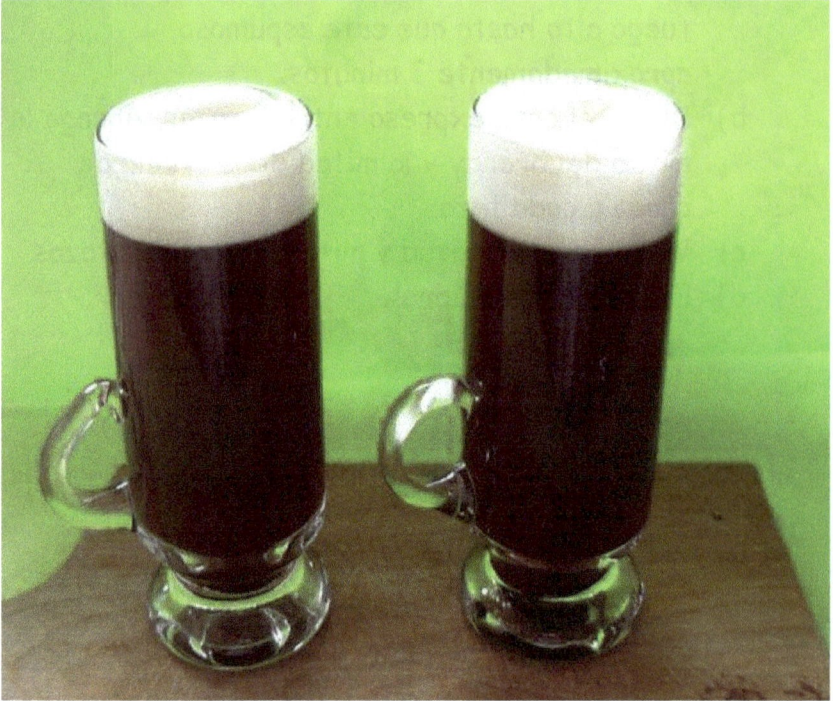

Ingredientes:
- Café negro; recién hecho
- Whisky escocés
- Azúcar moreno crudo
- Crema batida real; batido hasta que esté ligeramente espeso

Direcciones
a) Vierta el café en un vaso calentado.
b) Agrega el whisky y el azúcar morena al gusto. Revuelva bien.
c) Vierta un poco de crema batida en el vaso sobre la parte posterior de una cucharadita que está justo encima de la parte superior del líquido en la taza.
d) Debería flotar un poco.

MOCA

51. Capuchino helado de moca

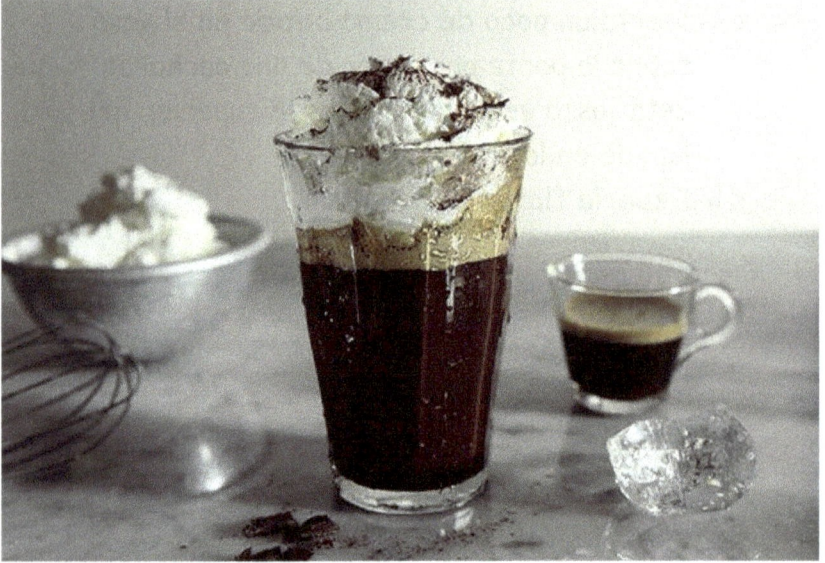

Ingredientes:
- 1 cucharada de sirope de chocolate
- 1 taza de espresso doble caliente o café muy fuerte
- 1/4 taza mitad y mitad
- 4 cubitos de hielo

Direcciones

a) Agrega el jarabe de chocolate al café caliente hasta que se derrita. En una licuadora, combine el café con la mitad y mitad y los cubitos de hielo.

b) Licue a alta velocidad durante 2 a 3 minutos.

c) Sirva inmediatamente en un vaso alto y frío.

52. Café helado original

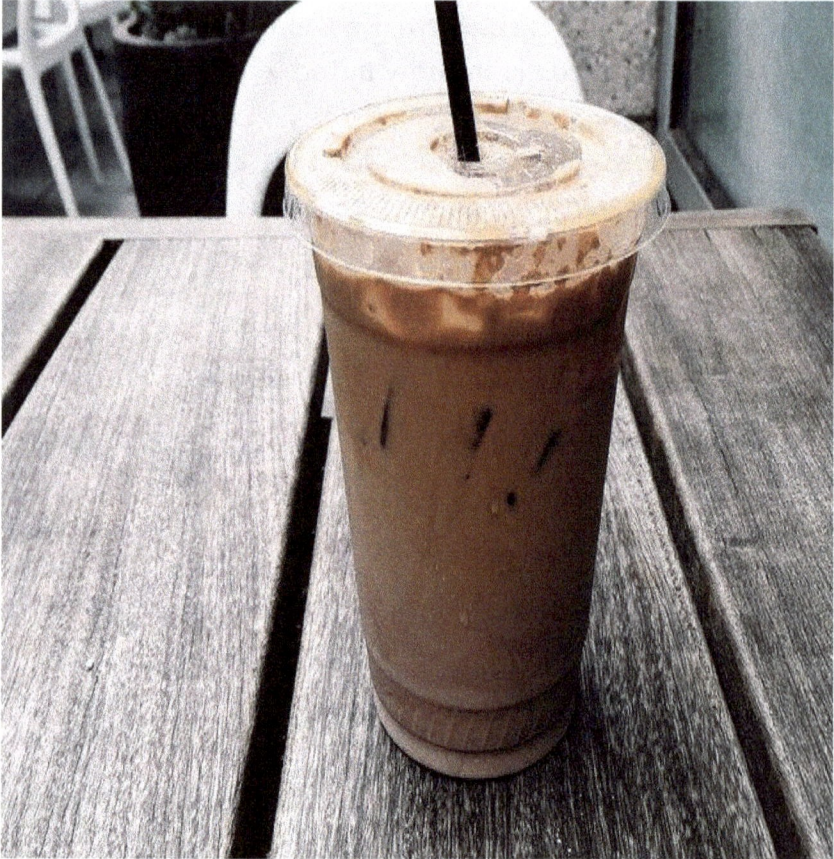

Ingredientes:

- 1/4 taza de café; instantáneo, regular o descafeinado
- 1/4 taza de azúcar
- 1 litro o cuarto de leche fría

Direcciones

a) Disuelva el café instantáneo y el azúcar en agua caliente. Agregue 1 litro o cuarto de leche fría y agregue hielo. Para darle sabor a moca, use leche con chocolate y agregue azúcar al gusto.

b) Disuelva 1 cucharada de café instantáneo and 2 cucharaditas de azúcar en 1 cucharada de agua caliente.

c) Agrega 1 taza de leche fría y revuelve.

d) Puedes endulzar con un edulcorante bajo en calorías en lugar de azúcar.

53. Café con sabor a moca

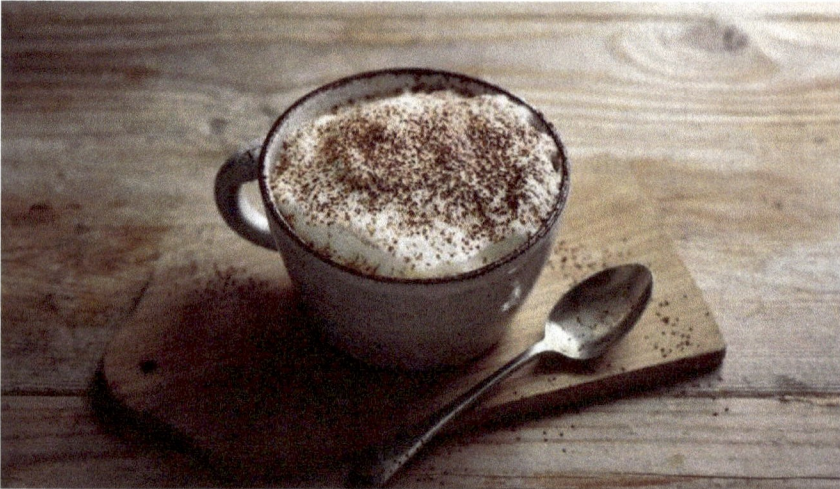

Ingredientes:

- 1/4 taza de crema no láctea seca
- 1/3 taza de azúcar
- 1/4 taza de café instantáneo seco
- 2 cucharadas de cacao

Direcciones

a) Coloque todos los ingredientes en la batidora, bata a alta velocidad hasta que estén bien mezclados. Mezcle 1 1/2 cucharadas de cucharadas con una taza de agua caliente.

b) Almacene en un frasco hermético, como un frasco de conservas.

54. Mocha Mexicana Picante

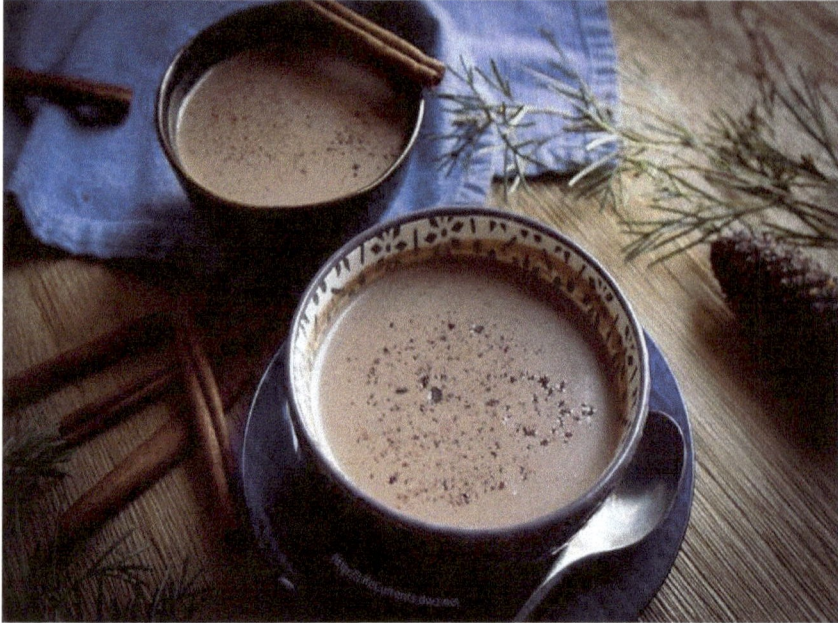

Ingredientes:
- 6 onzas de café fuerte
- 2 cucharadas de azúcar en polvo
- 1 cucharada de chocolate en polvo Ghiradelli molido sin azúcar
- 1/4 cucharadita de canela casia vietnamita
- 1/4 cucharadita de pimienta de Jamaica
- 1/8 cucharadita de pimienta de Cayena
- 1-3 cucharadas de crema espesa o mitad y mitad

Direcciones

a) En un tazón pequeño, mezcle todos los ingredientes secos.

b) Vierta el café en una taza grande, agregue la mezcla de cacao, hasta que quede suave.

c) Luego agregue la crema al gusto.

55. Café con chocolate

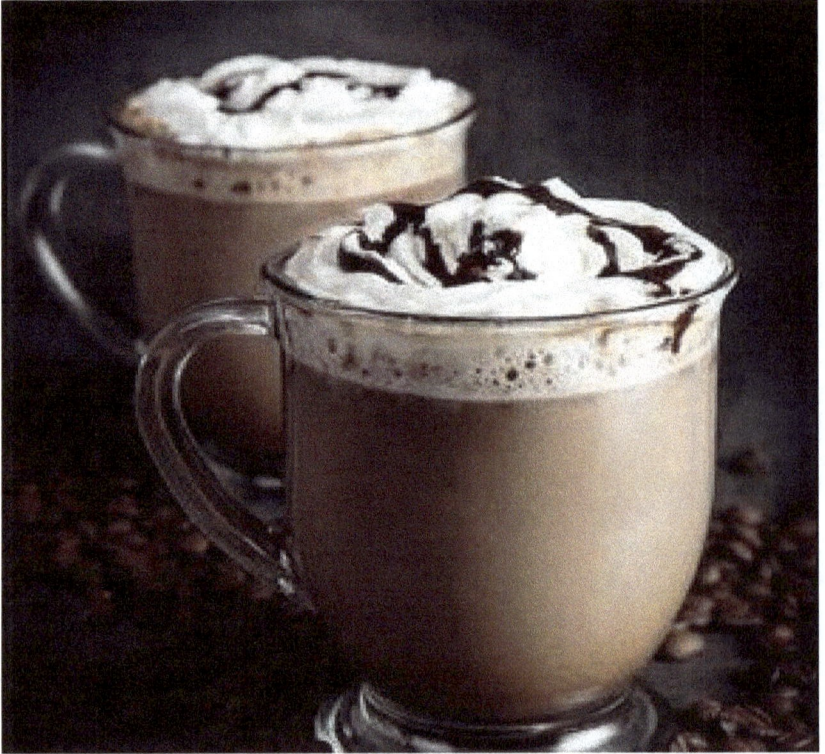

Ingredientes:

- 2 cucharadas de café instantáneo
- 1/4 taza de azúcar
- 1 pizca de sal
- 1 oz cuadrados de chocolate sin azúcar
- 1 taza de agua
- 3 taza de leche
- Crema batida

Direcciones

a) En una cacerola combine el café, el azúcar, la sal, el chocolate y el agua; revuelva a fuego lento hasta que el chocolate se derrita. Cocine a fuego lento durante 4 minutos, revolviendo constantemente.

b) Agregue gradualmente la leche, revolviendo constantemente hasta que se caliente.

c) Cuando esté bien caliente, retirar del fuego y batir con un batidor giratorio hasta que la mezcla esté espumosa.

d) Vierta en tazas y coloque una cucharada de crema batida en la superficie de cada una.

56. Café Mocha de Menta

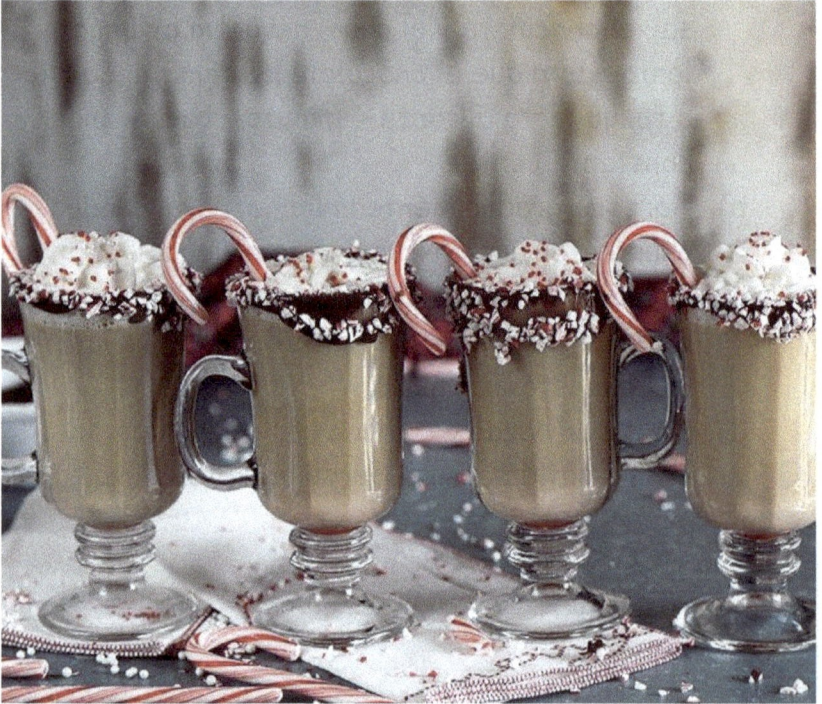

Ingredientes:
- 6 tazas de café recién hecho
- 1 1/2 tazas de leche
- 4 onzas de chocolate semidulce
- 1 cucharadita de extracto de menta
- 8 palitos de menta

Direcciones

a) Coloque el café, la leche, el chocolate en una cacerola grande a fuego lento durante 5-7 minutos o hasta que el chocolate se derrita, la mezcla esté bien caliente, revuelva ocasionalmente.

b) Agregue el extracto de menta.

c) Vierta en tazas

d) Adorne con una barra de menta.

57. Espresso Mocha Italiano

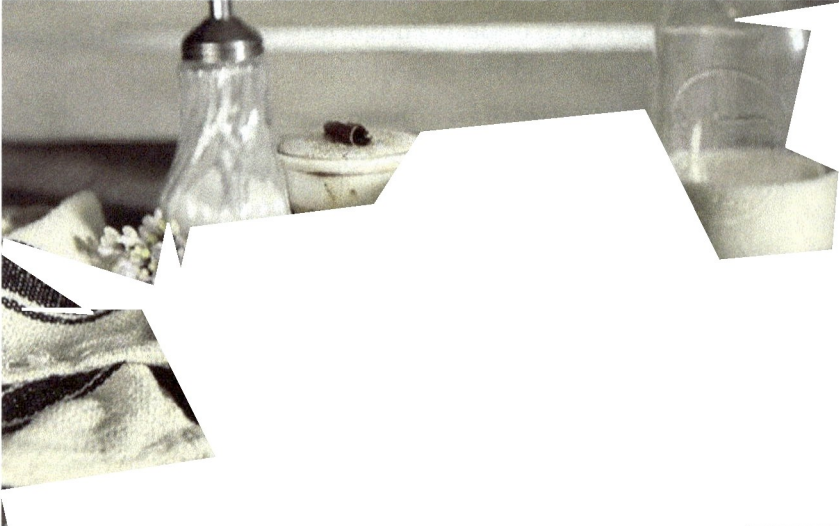

Ingredientes:

- 1 taza de café instantáneo
- 1 taza de azucar
- 4 1/2 tazas de leche en polvo descremada
- 1/2 taza de cacao

Direcciones

a) Revuelva todos los ingredientes.
b) Procese en una licuadora hasta que esté pulverizado.
c) Use 2 cucharadas en una taza pequeña de agua caliente.
d) Sirva en tazas de espresso.
e) Rinde aproximadamente 7 tazas de mezcla
f) Almacenar en un frasco con tapa hermética.
g) Los frascos para conservas funcionan bien para almacenar café.

58. Cafés Chocolata

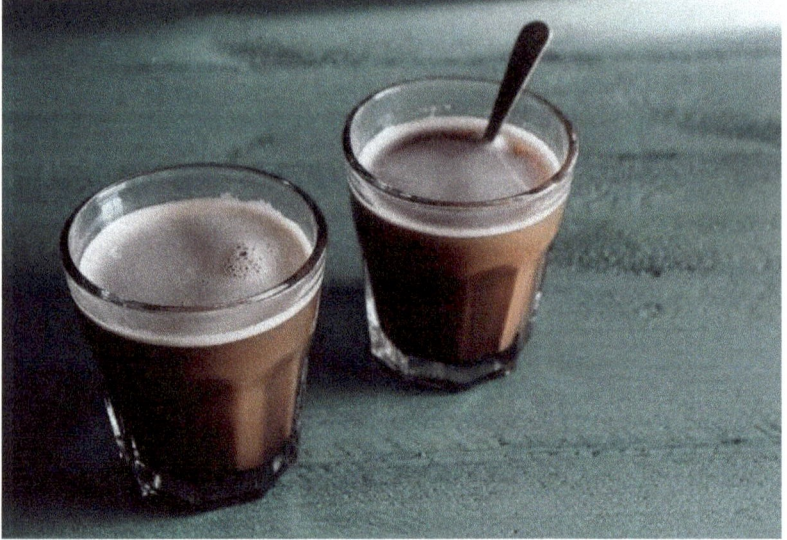

Ingredientes:
- 1/4 taza de espresso instantáneo
- 1/4 taza de cacao instantáneo
- 2 tazas de agua hirviendo; es mejor usar agua filtrada
- Crema batida
- Cáscara de naranja finamente rallada o canela molida

Direcciones

a) Combina café y cacao. Agregue agua hirviendo y revuelva para disolver. Vierta en tazas demitasse. Cubra cada porción con crema batida, cáscara de naranja rallada y una pizca de canela.

59. Chocolate Amaretto Coffee

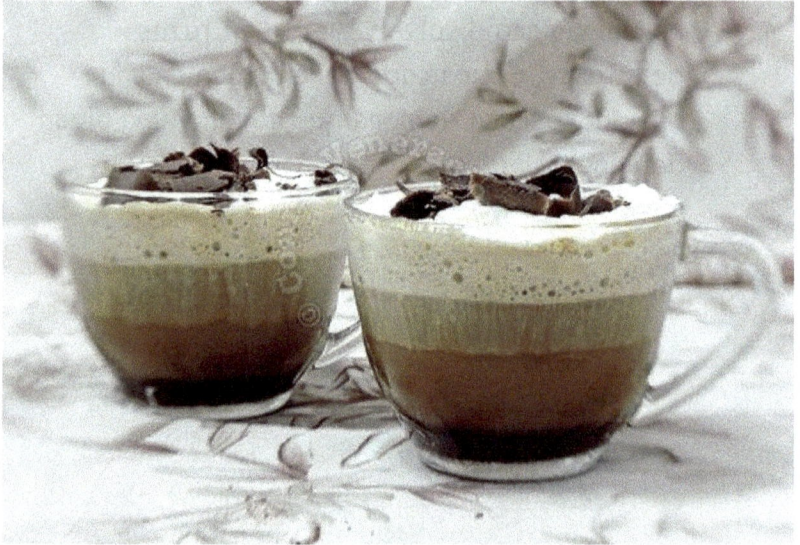

Ingredientes:
- Granos de café amaretto
- 1 cucharada de extracto de vainilla
- 1 cucharadita de extracto de almendra
- 1 cucharadita de cacao en polvo
- 1 cucharadita de azúcar
- Crema batida para decorar

Direcciones

a) Hacer cafe.

b) Agregue extracto de vainilla y almendras 1 cucharadita de cacao y 1 cucharadita de azúcar por taza.

c) Adorne con crema batida.

60. Flotador de café con chocolate y menta

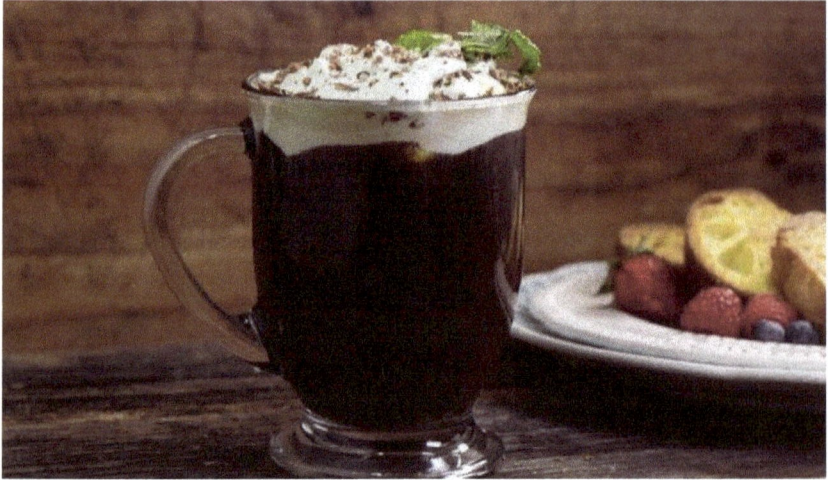

Ingredientes:

- 1/2 taza de café caliente
- 2 cucharadas de licor de crema de cacao
- 1 cucharada de helado de menta con chispas de chocolate

Direcciones

a) Para cada porción, combine 1/2 taza de café y 2 cucharadas de licor.

b) Cubra con una bola de helado.

61. Café de cacao

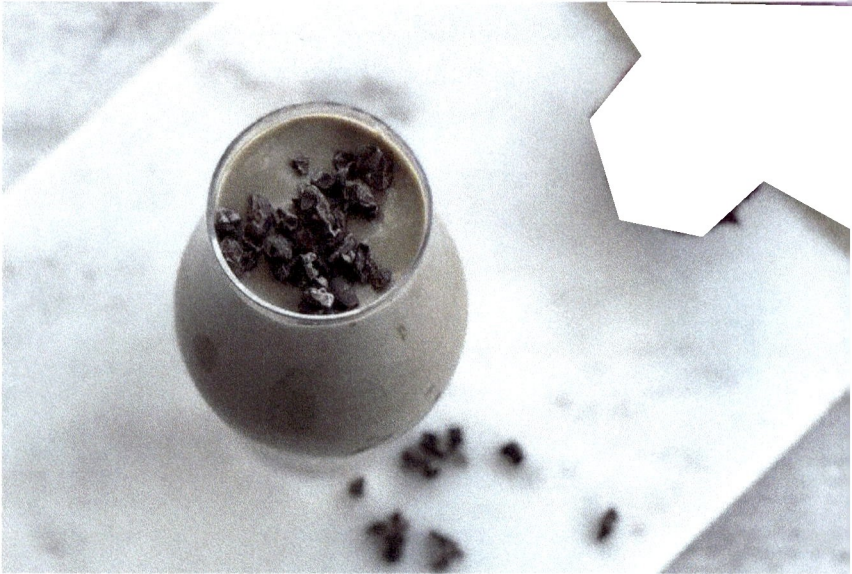

Ingredientes:

- 1/4 taza de crema en polvo no láctea
- 1/3 taza de azúcar
- 1/4 taza de café instantáneo seco
- 2 cucharadas de cacao

Direcciones

a) Coloque todos los ingredientes en una licuadora, mezcle a fuego alto hasta que estén bien mezclados.

b) Almacenar en un frasco de conservas hermético.

c) Mezcle 1 1/2 cucharada con 3/4 taza de agua caliente

62. Moca de cacao y avellanas

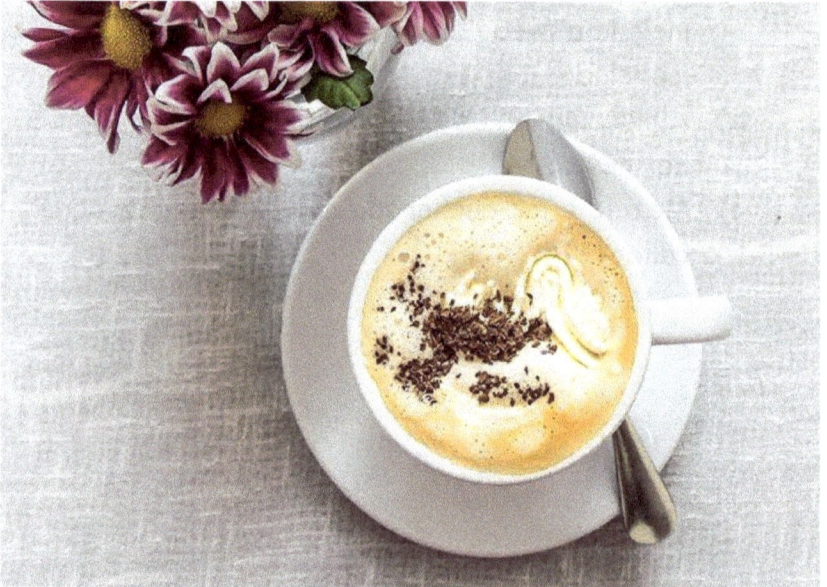

Ingredientes:

- 3/4 oz de Kahlua

- 1/2 tazaup Café caliente de avellanas

- 1 cucharadita de Nestlé Quick
- 2 cucharadas mitad y mitad

Direcciones
a) Combine todos los ingredientes en su cu favorito.
b) Revolver

63. Café con Chocolate y Menta

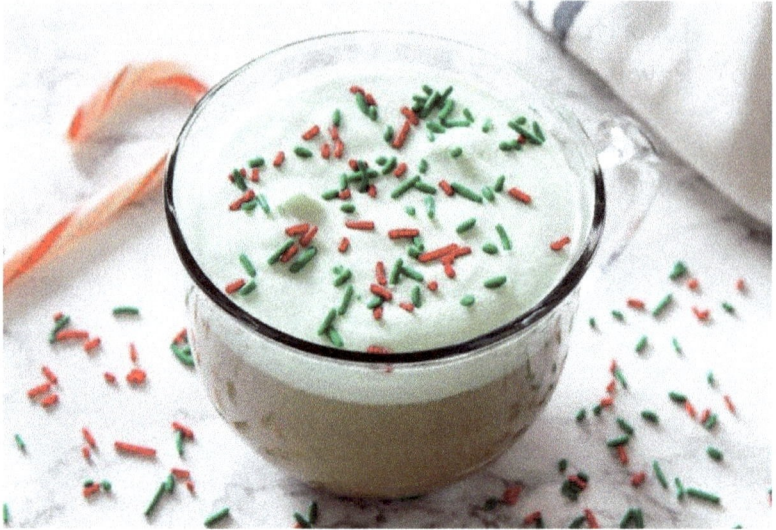

Ingredientes:
- 1/3 taza de café molido
- 1 cucharadita de extracto de chocolate
- 1/2 cucharadita de extracto de menta
- 1/4 cucharadita de extracto de vainilla

Direcciones

a) Coloque el café en la licuadora.
b) En una taza combine los extractos, agregue los extractos al café.
c) Procese hasta que esté mezclado, solo unos segundos.
d) Almacenar refrigerado

64. Café Au Lait Luzianne

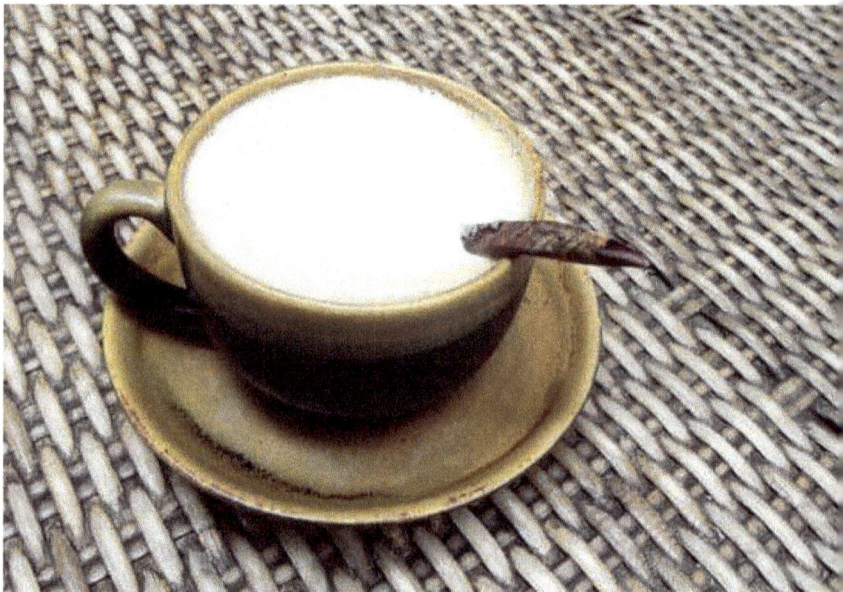

Ingredientes:

- 2 taza de leche
- 1/2 taza de crema espesa

- 6 tazas Café de Luisiana con achicoria

Direcciones

a) Combine la leche y la crema en una cacerola; deje que hierva (se formarán burbujas alrededor del borde de la sartén), luego retírelo del fuego.

b) Vierta una pequeña cantidad de café en cada taza de café.

c) Vierta el café restante y la mezcla de leche caliente juntos hasta que las tazas estén llenas aproximadamente 3/4.

d) La leche descremada se puede sustituir por leche entera y nata.

65. Café Italiano con Chocolate

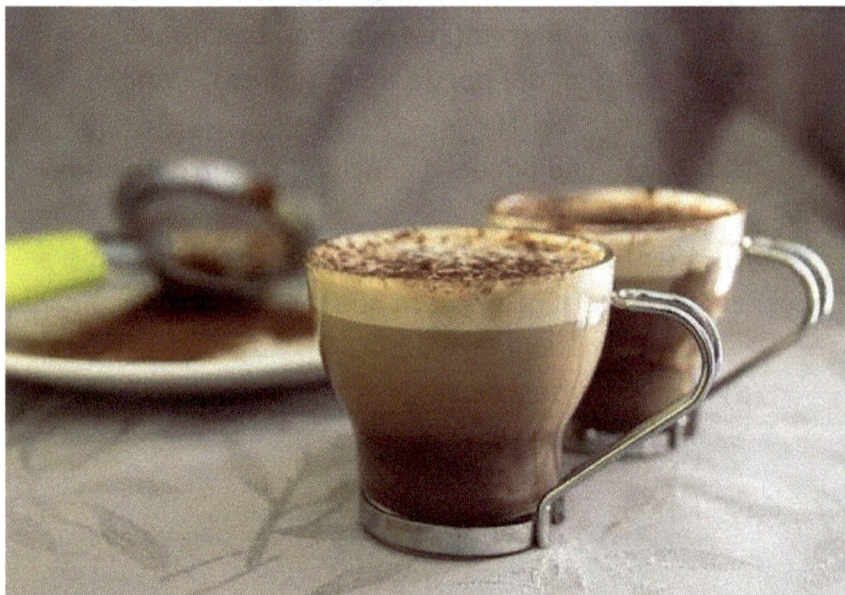

Ingredientes:

- 2 tazas de café fuerte caliente
- 2 tazas de cacao tradicional caliente - prueba la marca Hersheys
- Crema batida
- Cáscara de naranja rallada

Direcciones

a) Combine 1/2 taza de café y 1/2 taza de cacao en cada una de las 4 tazas.

b) Cubra con crema batida; espolvorear con cáscara de naranja rallada.

LATTÉ

66. Lattes con especias de calabaza

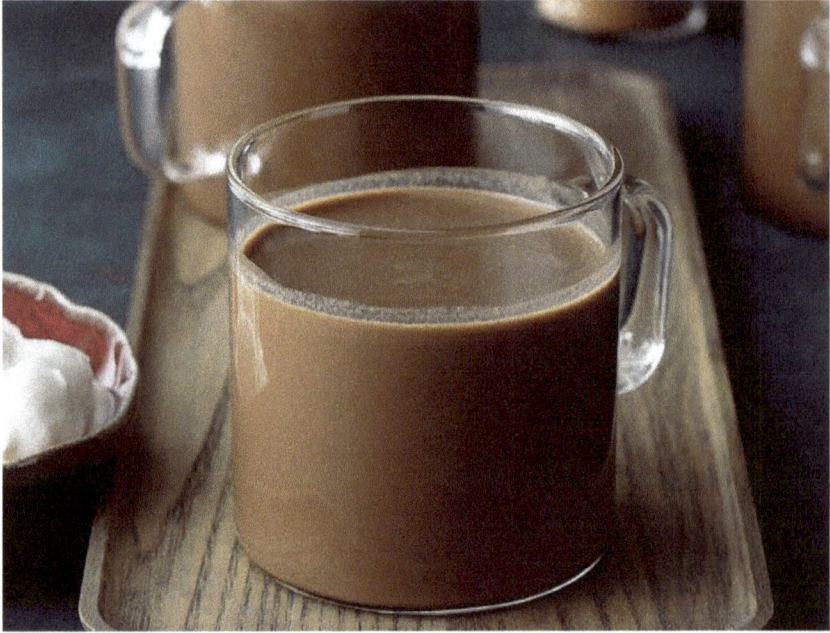

Ingredientes:
- 2 cucharadas de calabaza enlatada
- 1/2 cucharadita de especias para pastel de calabaza, y más para decorar
- Pimienta negra recién molida
- 2 cucharadas de azúcar
- 2 cucharadas de extracto puro de vainilla
- 2 tazas de leche entera
- 1 o 2 chupitos de espresso, aproximadamente 1/4 taza

- 1/4 taza de crema espesa, batida hasta que se formen picos firmes

Direcciones

a) Calienta la calabaza y las especias: En una cacerola pequeña a fuego medio cocina la calabaza con la especia para pay de calabaza y una generosa ración de pimienta negra durante 2 minutos o hasta que esté caliente y huela a cocido. Revuelva constantemente.

b) Agregue el azúcar y revuelva hasta que la mezcla parezca un jarabe espeso burbujeante.

c) Batir la leche y el extracto de vainilla. Caliente suavemente a fuego medio, observando con atención para asegurarse de que no hierva.

d) Procesa con cuidado la mezcla de leche con una batidora de mano o en una batidora tradicional (¡sujeta la tapa firmemente con un rollo grueso de toallas!) Hasta que esté espumosa y mezclada.

e) Mezclar las bebidas: Hacer el espresso o café y dividir en dos tazas y agregar la leche espumada.

f) Cubra con crema batida y una pizca de especias para pastel de calabaza, canela o nuez moscada si lo desea.

67. Latte con especias de calabaza

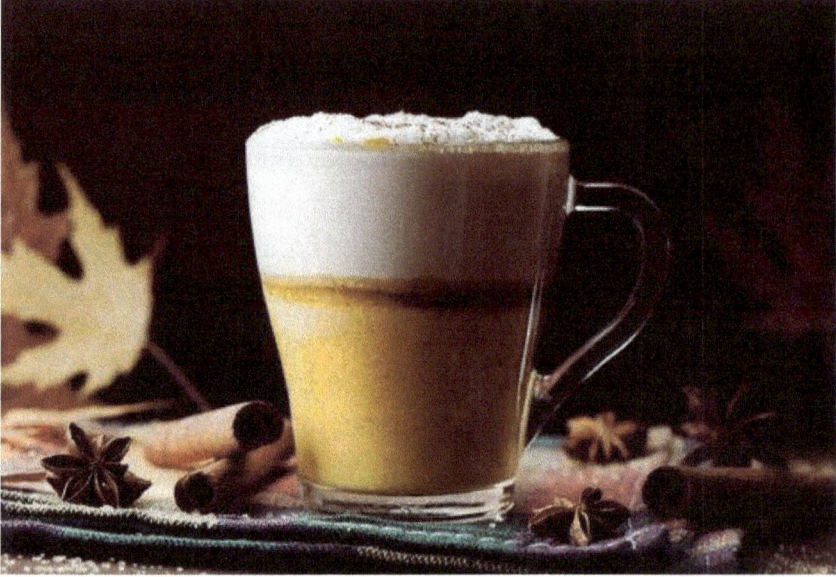

- 2 onzas de expreso
- 10 onzas de leche
- 1 cucharada de puré de calabaza enlatado
- 1 cucharada de jarabe de arce puro (opcional)
- 1 cucharadita de extracto de vainilla
- $\frac{1}{2}$ cucharadita de especias para pastel de calabaza

a) Vierta el espresso en una taza.

b) En una cacerola pequeña a fuego medio, combine la leche, la calabaza, el jarabe de arce (si se usa), la vainilla y las especias para pastel de calabaza. Caliente durante unos 5 minutos hasta que esté muy caliente pero no hirviendo, revolviendo continuamente. Vierta la mezcla de leche caliente en un vaso ancho o en un frasco de vidrio.

c) Con un espumador de leche, haga espuma con la leche hasta que no vea burbujas y tenga una espuma espesa, de 20 a 30 segundos. Gire el vaso y golpéelo suavemente contra el mostrador repetidamente para hacer estallar las burbujas más grandes. Repita este paso según sea necesario.

d) Con una cuchara para retener la espuma, vierta la leche en el espresso. Coloque la espuma restante encima. Disfruta mientras ves caer las hojas de los árboles.

68. Lattetini

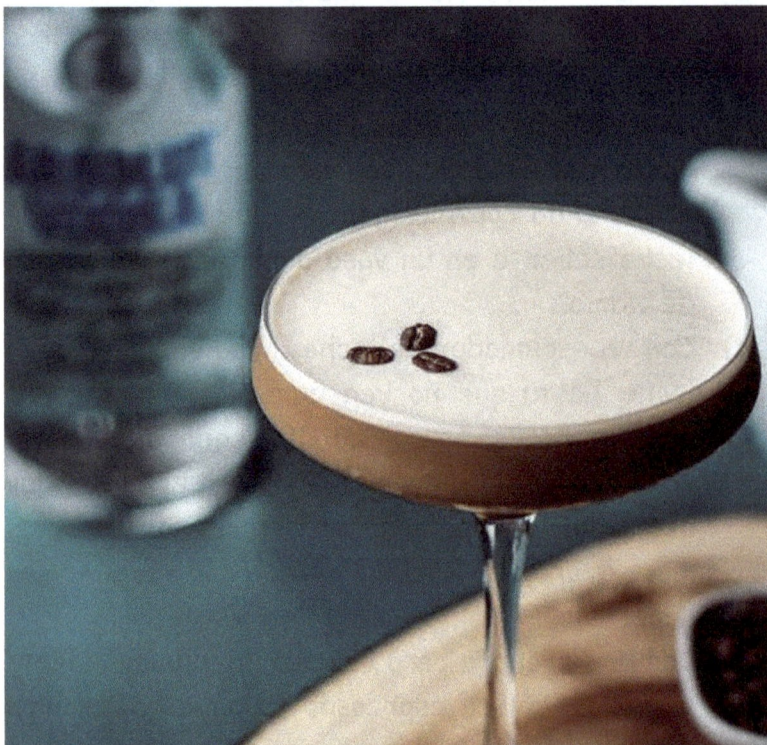

- 1 parte de licor de crema
- 1½ partes de vodka

Direcciones
a) Agitar con hielo y colar en una copa de Martini.
b) Disfrutar

69. Latte de caramelo

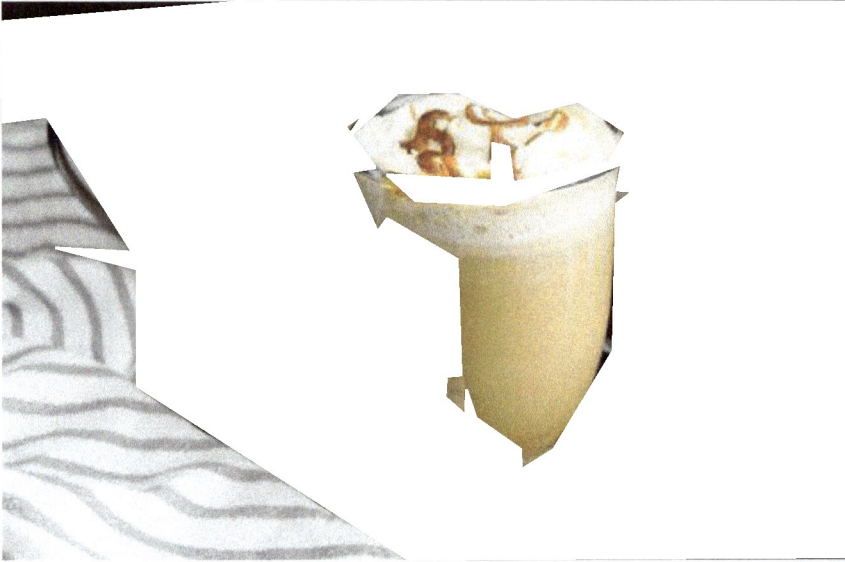

- 2 onzas de expreso
- 10 onzas de leche
- 2 cucharadas de salsa de caramelo casera y más para rociar
- 1 cucharada de azúcar (opcional)

a) Vierta el espresso en una taza.

b) Coloque la leche en un vaso ancho o frasco de vidrio y cocine en el microondas durante 30 segundos hasta que esté muy caliente pero no hirviendo.

c) Alternativamente, caliente la leche en una cacerola a fuego medio durante unos 5 minutos hasta que esté muy caliente pero no hirviendo, observándola con atención.

d) Agregue la salsa de caramelo y el azúcar (si se usa) a la leche caliente y revuelva hasta que se disuelvan.

e) Con un espumador de leche, haga espuma con la leche hasta que no vea burbujas y tenga una espuma espesa, de 20 a 30 segundos. Gire el vaso y golpéelo suavemente contra el mostrador repetidamente para hacer estallar las burbujas más grandes. Repita este paso según sea necesario.

f) Con una cuchara para retener la espuma, vierta la leche en el espresso. Coloque la espuma restante encima.

CAFÉ CON ESPECIES

70. Café con especias de naranja

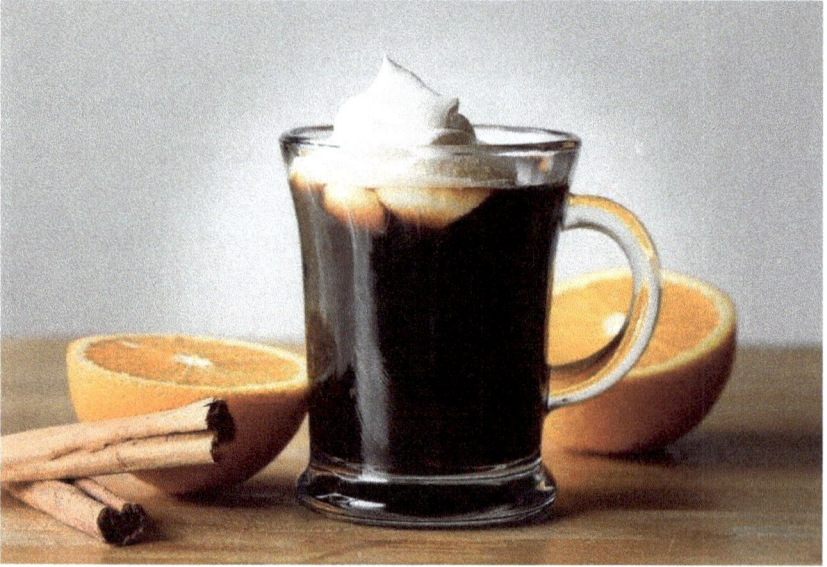

Ingredientes:
- 1/4 taza de café molido
- 1 cucharada de piel de naranja rallada
- 1/2 cucharadita de extracto de vainilla
- 1 1/2 palitos de canela

Direcciones

a) Coloque el café y la cáscara de naranja en una licuadora o procesador de alimentos.
b) Detenga el procesador el tiempo suficiente para agregar la vainilla.
c) Procesa 10 segundos más.
d) Coloque la mezcla en una jarra de vidrio con las ramas de canela y refrigere.

71. Crema de café con especias

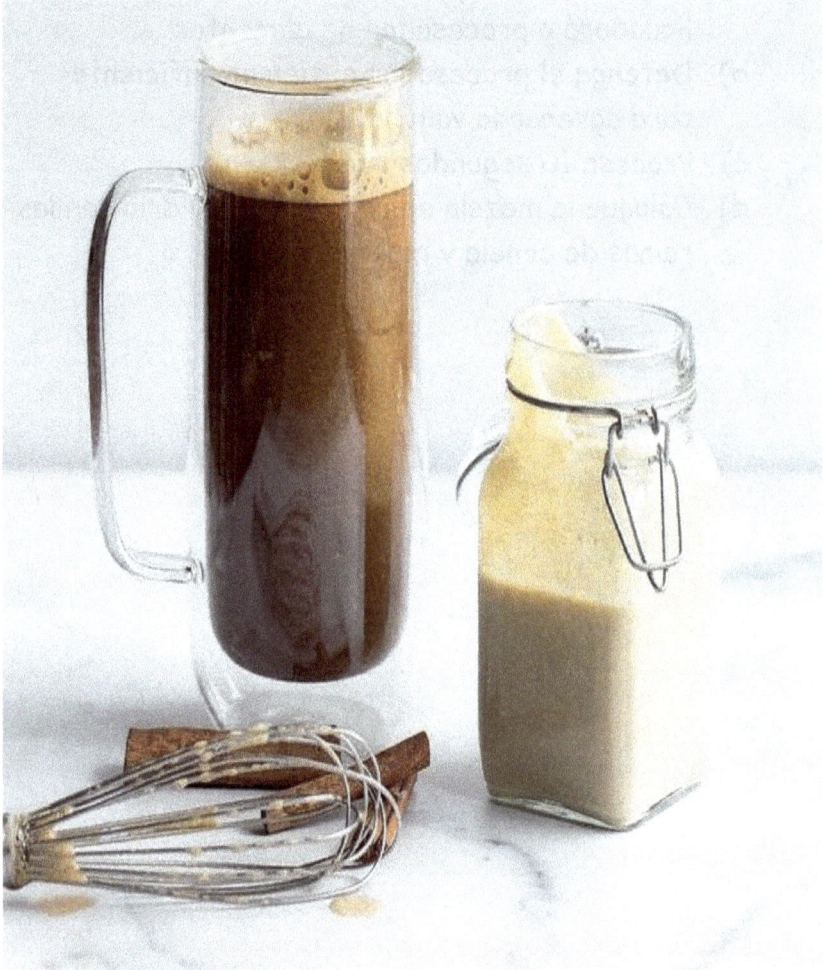

Ingredientes:
- 2 tazas de Nestlé's quick
- 2 tazas de crema de café en polvo
- 1/2 taza de azúcar en polvo
- 3/4 cucharadita de canela
- 3/4 cucharadita de nuez moscada

Direcciones

a) Mezcle todos los ingredientes y guárdelos en un frasco hermético.

b) Mezcle 4 cucharaditas con una taza de agua caliente.

72. Café con especias de cardamomo

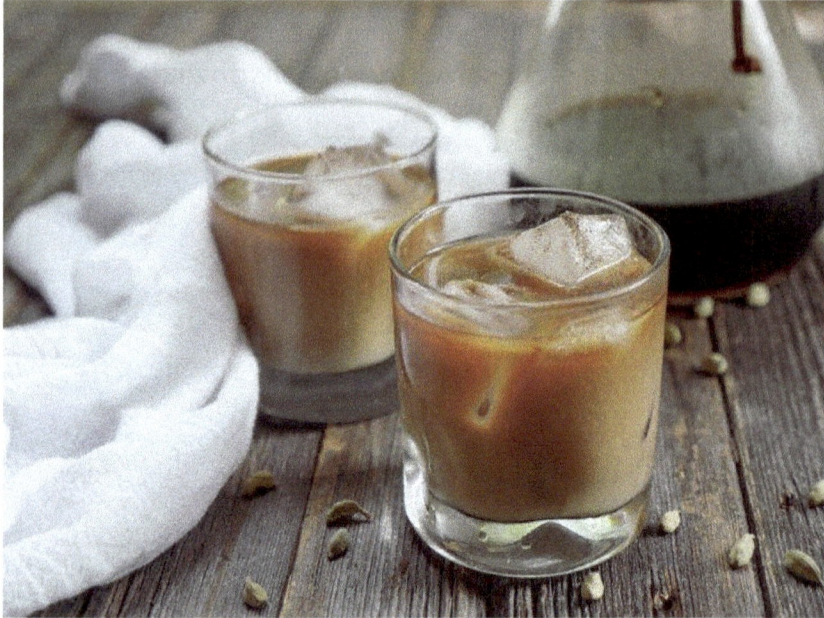

Ingredientes:
- 3/4 taza de café molido
- 2 2/3 tazas de agua
- Cardamomo molido
- 1/2 taza de leche condensada azucarada

Direcciones

a) Prepare café en forma de goteo o cafetera percoladora.
b) Vierta en 4 tazas.
c) A cada porción agregue una pizca de cardamomo y 2 cucharadas de leche condensada.
d) Revolver
e) Atender

73. Café de Ola

Ingredientes:
- 8 tazas de agua filtrada
- 2 palitos de canela pequeños
- 3 clavos enteros
- 4 onzas de azúcar moreno oscuro
- 1 cuadrado de chocolate semidulce o chocolate mexicano
- 4 onzas de café molido

Direcciones

a) Lleva el agua a ebullición.
b) Agrega la canela, el clavo, el azúcar y el chocolate.
c) Vuelva a hervir, retire la espuma.
d) Reducir el fuego a bajo y NO DEJAR HERVIR
e) Agrega el café y deja reposar durante 5 minutos.

74. Café de vainilla y almendra

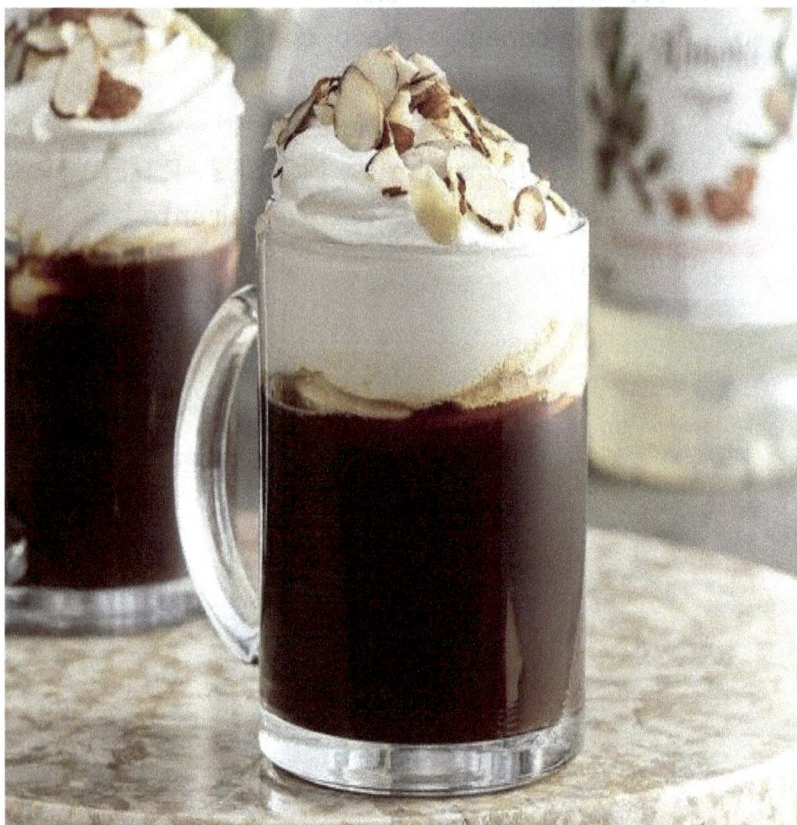

Ingredientes:
- 1/3 taza de café molido
- 1 cucharadita de extracto de vainilla
- 1/2 cucharadita de extracto de almendra
- 1/4 cucharadita de semillas de anís

Direcciones

a) Coloque el café en una licuadora.
b) Combine los ingredientes restantes en una taza aparte.
c) Agrega el extracto y las semillas al café en la licuadora.
d) Procesar hasta combinar
e) Use la mezcla como de costumbre al preparar café.
f) Rinde porciones de 8 a 6 onzas
g) Guarde la porción no utilizada en el refrigerador.

75. Java árabe

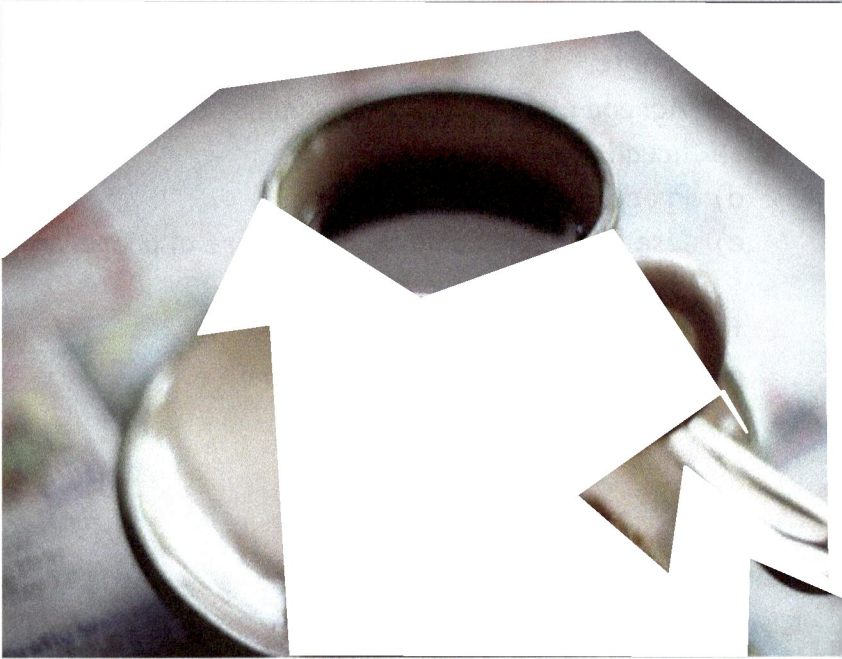

Ingredientes:

- 1 pinta de agua filtrada
- 3 cucharadas de café
- 3 cucharadas de azúcar
- 1/4 cucharadita de canela
- 1/4 cucharadita de cardamomo
- 1 cucharadita de vainilla o azúcar de vainilla

Direcciones

a) Mezcle todos los ingredientes en una cacerola y caliente hasta que se forme espuma en la parte superior.

b) No pase por un filtro.

c) Revuelva antes de servir

76. Café con miel

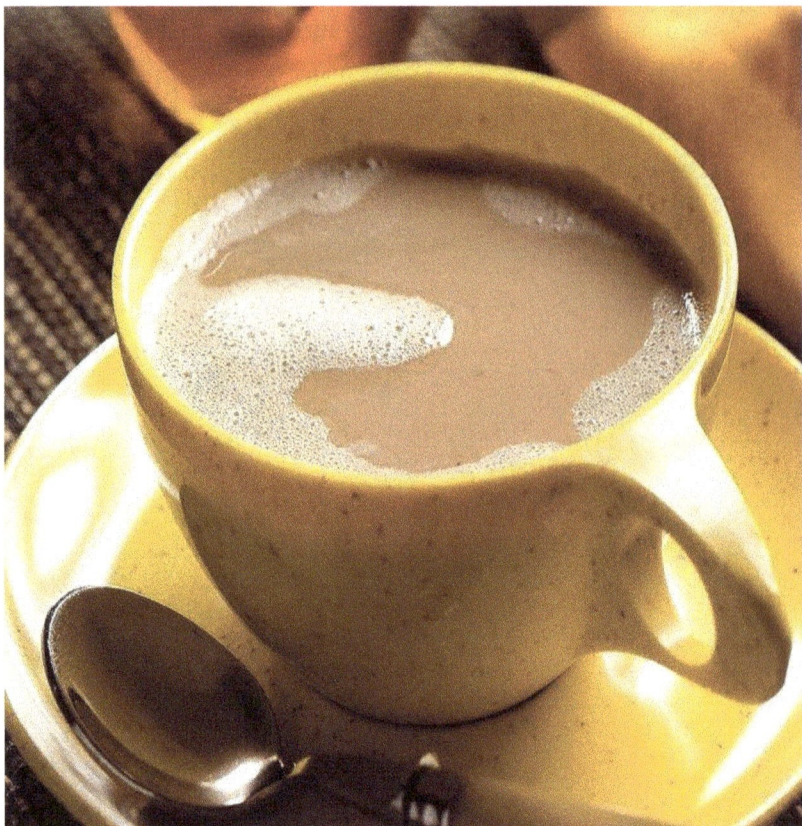

Ingredientes:

- 2 tazas de café recién hecho
- 1/2 taza de leche
- 4 cucharadas de miel
- 1/8 cucharadita de canela
- Pizca de nuez moscada o pimienta de Jamaica
- Gota o 2 de extracto de vainilla

Direcciones

a) Caliente los ingredientes en una cacerola, pero no hierva.
b) Revuelva bien para combinar los ingredientes.
c) Un delicioso café de postre.

77. Café Vienna Desire

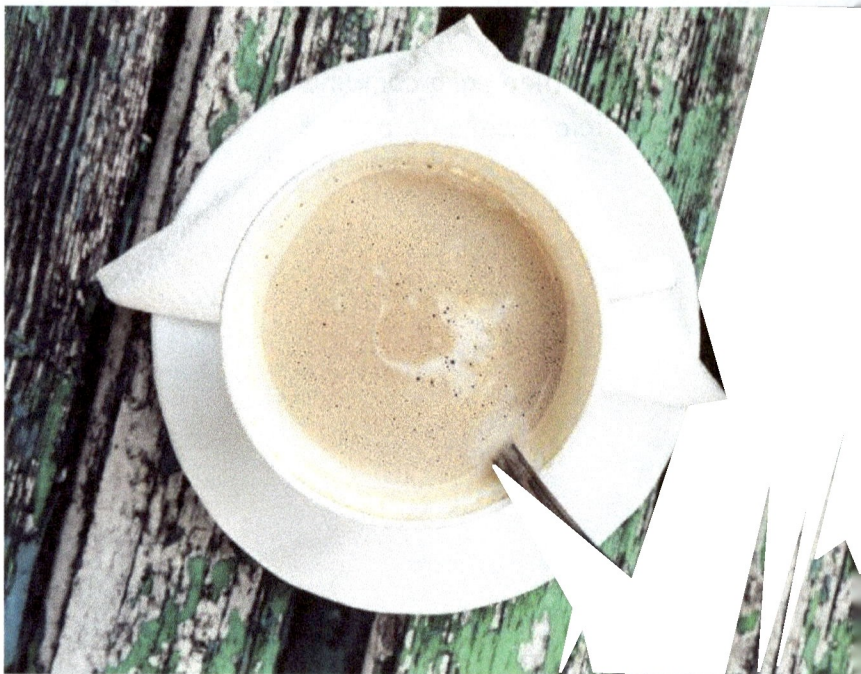

Ingredientes:

- 1/2 taza de café instantáneo
- 2/3 taza de azúcar
- 2/3 taza de leche en polvo sin grasa
- 1/2 cucharadita de canela
- 1 pizca de clavo - ajustar al gusto
- 1 pizca de pimienta de Jamaica, ajustar al gusto
- 1 pizca de nuez moscada, ajustar al gusto

Direcciones
a) Mezclar todos los ingredientes
b) Use una licuadora para mezclar hasta obtener un polvo muy fino. Use 1 cucharada por taza de agua filtrada caliente.

78. Café con Canela

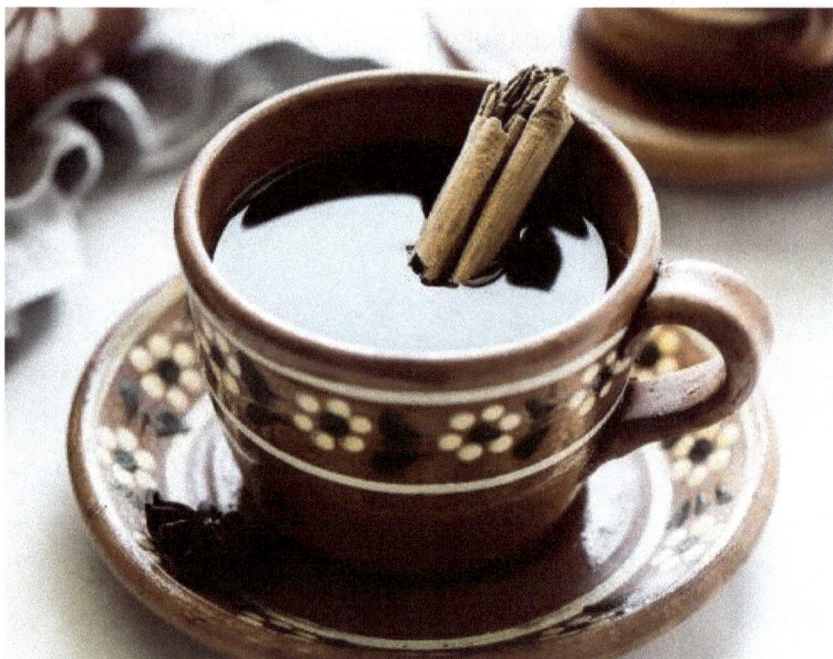

Ingredientes:

- 1/3 taza de café instantáneo
- 3 cucharadas de azúcar
- 8 dientes enteros
- 3 pulgadas de canela en rama
- 3 taza de agua
- Crema batida
- Canela molida

Direcciones

a) Combine 1/3 de taza de café instantáneo, 3 cucharadas de azúcar, clavo, canela en rama y agua.

b) Cubrir, llevar a ebullición. Retirar del fuego y dejar reposar, cubierto, unos 5 minutos para reposar.

c) Presion. Vierta en tazas y cubra cada una con una cucharada de crema batida. Agrega una pizca de canela.

79. Expresso de canela

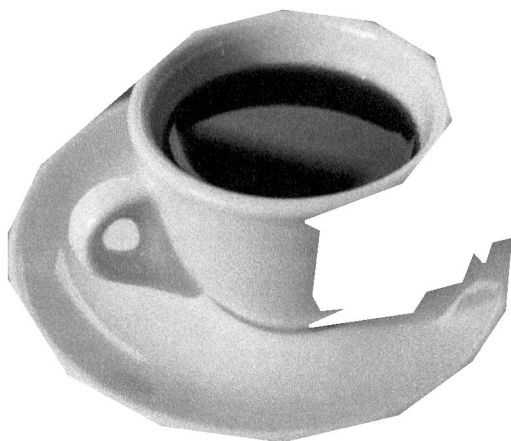

Ingredientes:
- 1 taza de agua fría
- 2 cucharadas de café expreso molido
- 1/2 rama de canela (3 "de largo)
- 4 cucharadita <u>Crema de cacao</u>

- 2 cucharaditas de brandy

- 2 cucharadas de crema batida, fría Chocolate semidulce rallado para decorar

Direcciones

a) Usar su máquina de espresso para tsu o café muy fuerte con una pequeña cantidad de agua filtrada.

b) Rompe una rama de canela en trozos pequeños y agrégala al expreso caliente.

c) Deje enfriar 1 minuto.

d) Agregue la crema de cacao y el brandy, y revuelva suavemente. Vierta en demitasse

e) Tazas. Batir la nata y poner un poco de nata encima de cada taza. Adorne con chocolate rallado o rizos de chocolate.

FRAPPUCCINO

80. Frappuccino de caramelo

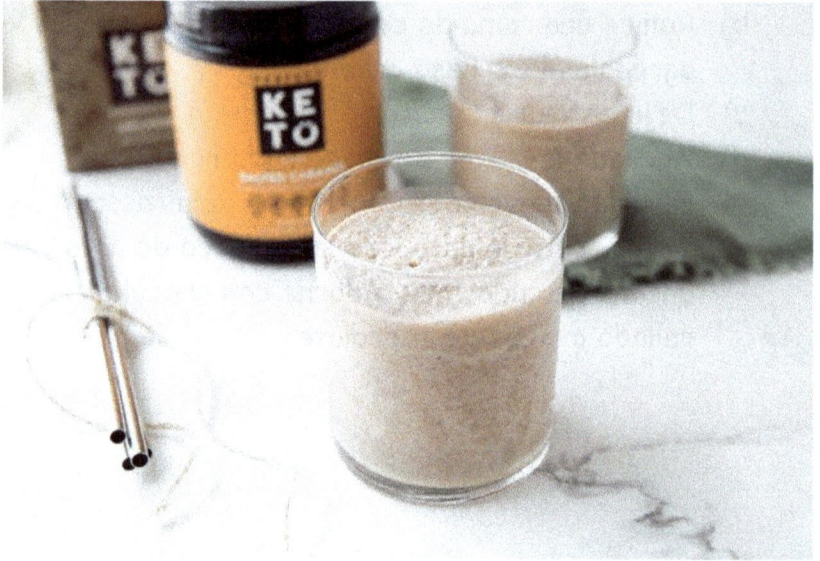

Ingredientes:
- 1/2 taza de café frío
- 3 cucharadas de azucar
- 1/2 taza de leche
- 2 tazas de hielo
- Crema batida: use el tipo enlatado que pueda rociar encima
- 3 cucharadas de salsa sundae de caramelo

Direcciones

a) Combine todos los ingredientes en una licuadora.

b) Licue la bebida hasta que el hielo esté triturado y la bebida esté suave.

c) Sirva en tazas de café frías con crema batida y la salsa de caramelo rociada por encima.

81. Frappuccino de frambuesa

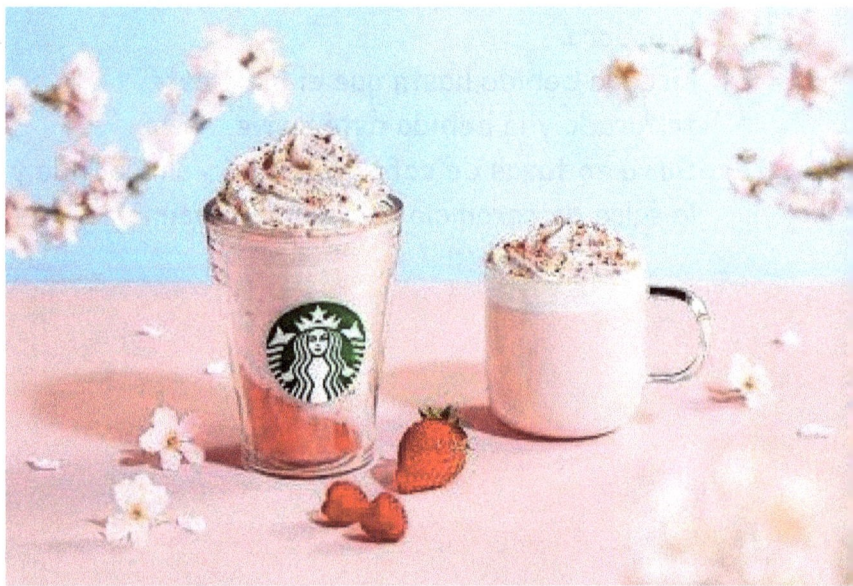

Ingredientes:

- 2 tazas de cubitos de hielo triturados
- 1 1/4 tazas de café extra fuerte
- 1/2 taza de leche
- 2 cucharadas de sirope de vainilla o frambuesa
- 3 cucharadas de sirope de chocolate
- Crema batida

Direcciones

a) Combine los cubitos de hielo, el café, la leche y los almíbares en una licuadora.
b) Licue hasta que quede bien suave.
c) Vierta en tazas altas frías para servir o en vasos de fuente de soda.
d) Cubra con crema batida, rocíe chocolate y jarabe de frambuesa por encima.
e) Agregue una cereza marrasquino si lo desea

82. Batido de leche de café

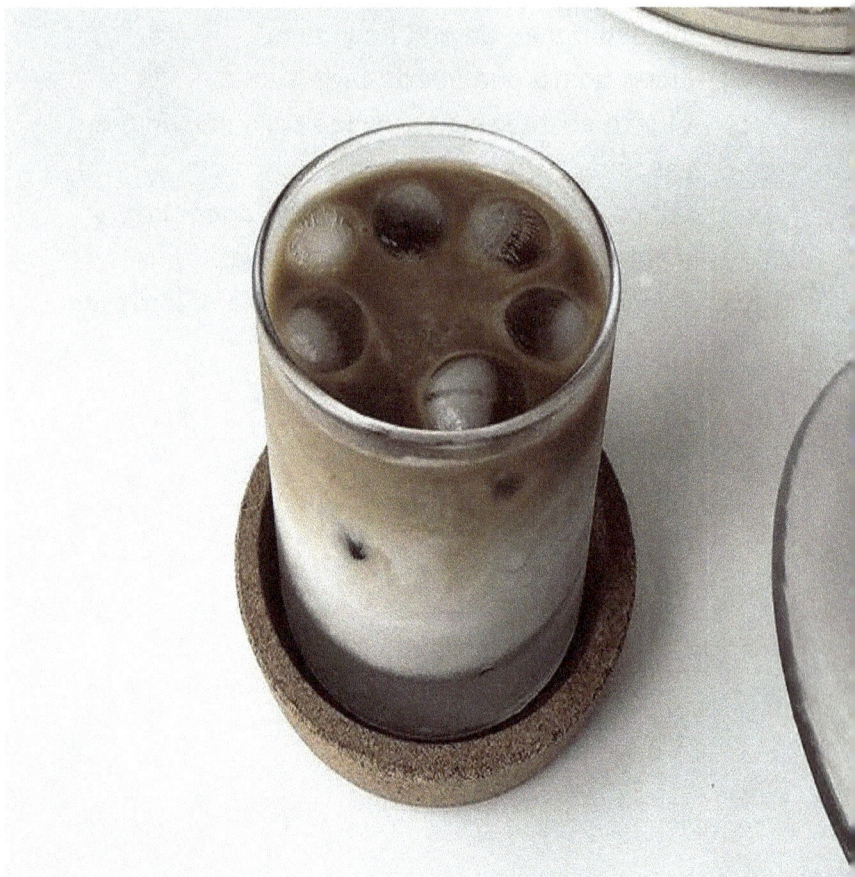

Ingredientes:
- 2 taza de leche
- 2 cucharadas de azúcar
- 2 cucharaditas de café instantáneo
- 3 cucharadas de helado de vainilla
- Café fuerte que está frío

Direcciones

a) Agregue todos los ingredientes en la licuadora en el orden indicado y mezcle a alta velocidad hasta que se mezclen.

b) Sirva en vasos de fuente de soda.

83. Mocha Frappe

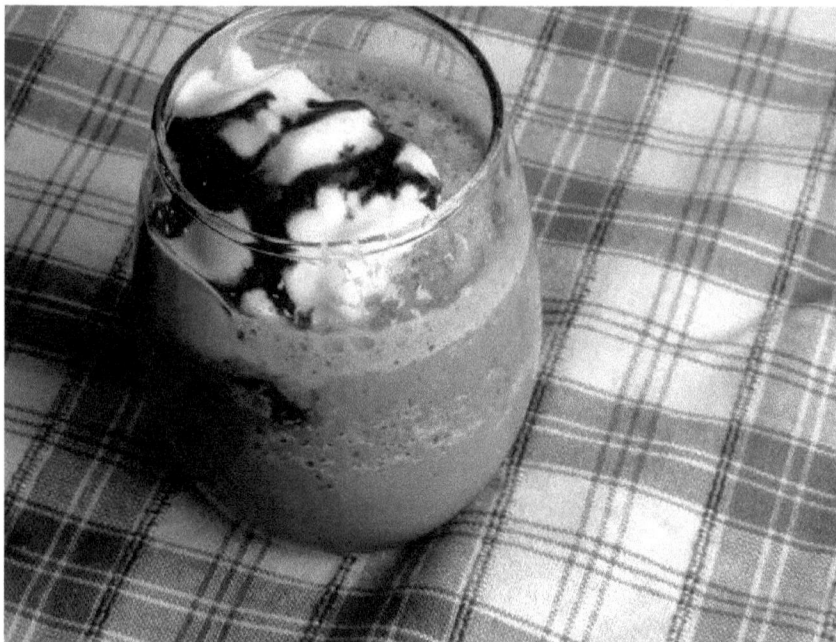

Ingredientes:

- 18 cubitos de hielo (hasta 22)
- 7 oz de café de doble concentración, frío
- 1/2 taza de salsa de chocolate (o almíbar)
- 2 cucharadas de sirope de vainilla
- Crema batida

Direcciones

a) Usa una licuadora.

b) Coloque hielo, café, salsa de chocolate y almíbar en la licuadora. Mezclar hasta que esté suave. Vierta en un vaso de fuente de soda grande, alto y frío.

c) Adorne con una cucharada de crema batida o una bola de helado.

84. Frappuccino de caramelo instantáneo

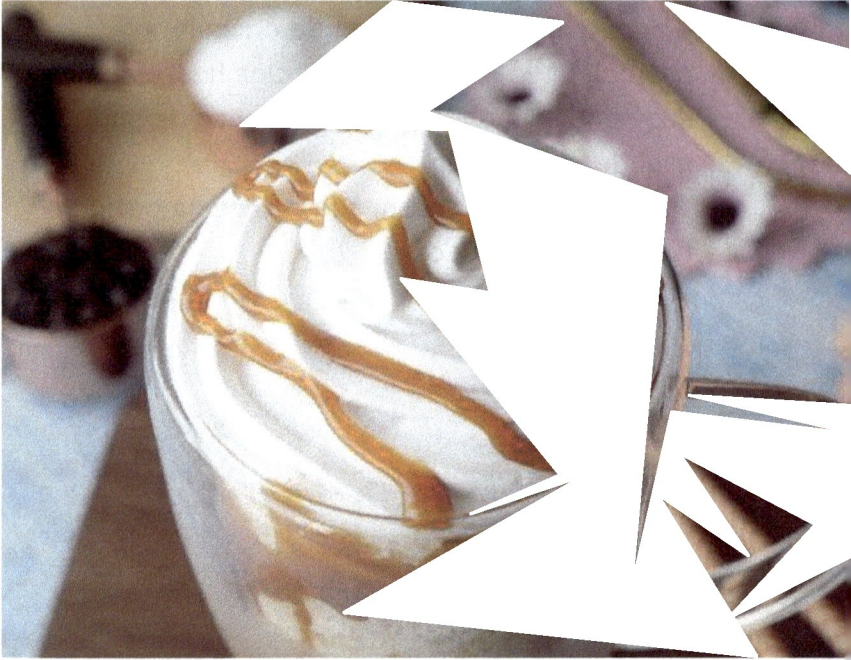

Ingredientes:

- 1/3 vaso de hielo
- 1/3 vaso de leche
- 1 cucharada de café instantáneo
- 2 cucharadas de sirope de caramelo

Direcciones
a) Mezcle todos los ingredientes en una licuadora hasta que el hielo esté bien triturado y la leche espumosa.
b) Servir inmediatamente.

85. Frappé de mango

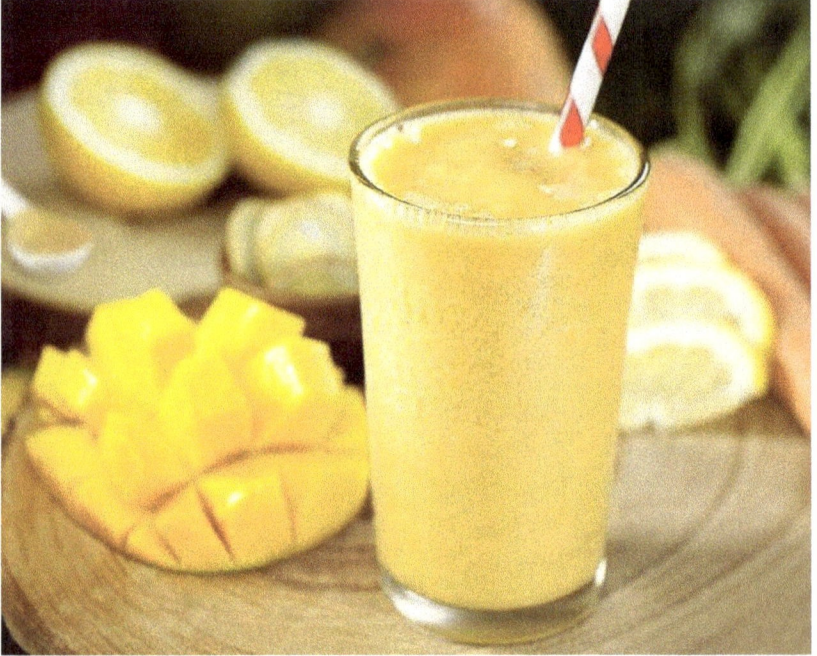

Ingredientes:
- 1 1/2 tazas de mango, cortado
- 4-6 cubitos de hielo
- 1 taza de leche
- 1 cucharada de jugo de limón
- 2 cucharadas de azucar
- 1/4 cucharadita de extracto de vainilla

Direcciones

a) Coloque el mango cortado en el congelador durante 30 minutos.

b) Combine el mango, la leche, el azúcar, el jugo de limón y la vainilla en una licuadora. Mezclar hasta que esté suave.

c) Agregue cubitos de hielo y procese hasta que los cubos también estén suaves.

d) Servir inmediatamente.

CAPPUCINO

86. Café capuchino

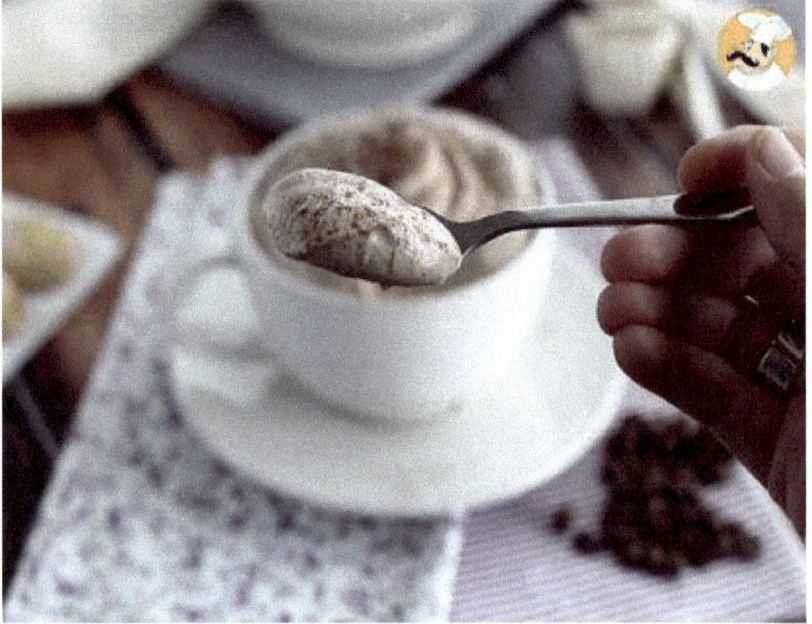

Ingredientes:
- 1/2 taza de café instantáneo
- 3/4 taza de azúcar
- 1 taza de leche desnatada en polvo
- 1/2 cucharadita de cáscara de naranja seca

Direcciones
a) Triturar la cáscara de naranja seca en un mortero
b) Use 2 cucharadas por cada taza de agua caliente

87. Batido de capuchino

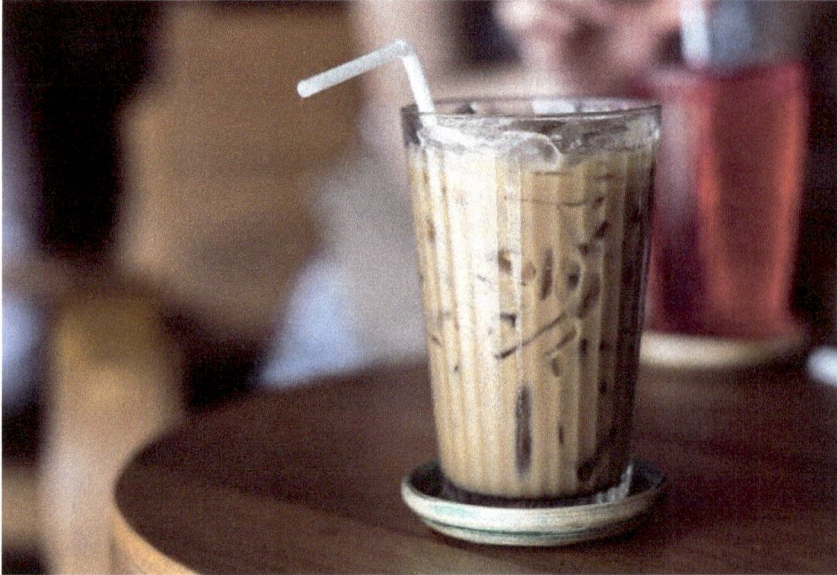

Ingredientes:

- 1 taza de leche desnatada
- 1 1/2 cucharadita de café instantáneo
- 2 paquetes de edulcorante artificial
- 1/4 de onza de saborizante de brandy o ron
- 1 pizca de canela

Direcciones

a) En una licuadora combine la leche, el café, el edulcorante y el brandy o el extracto de ron.
b) Licue hasta que el café se disuelva.
c) Sirve con una pizca de canela.
d) Para una bebida caliente, caliéntela en el microondas.

88. Capuchino cremoso

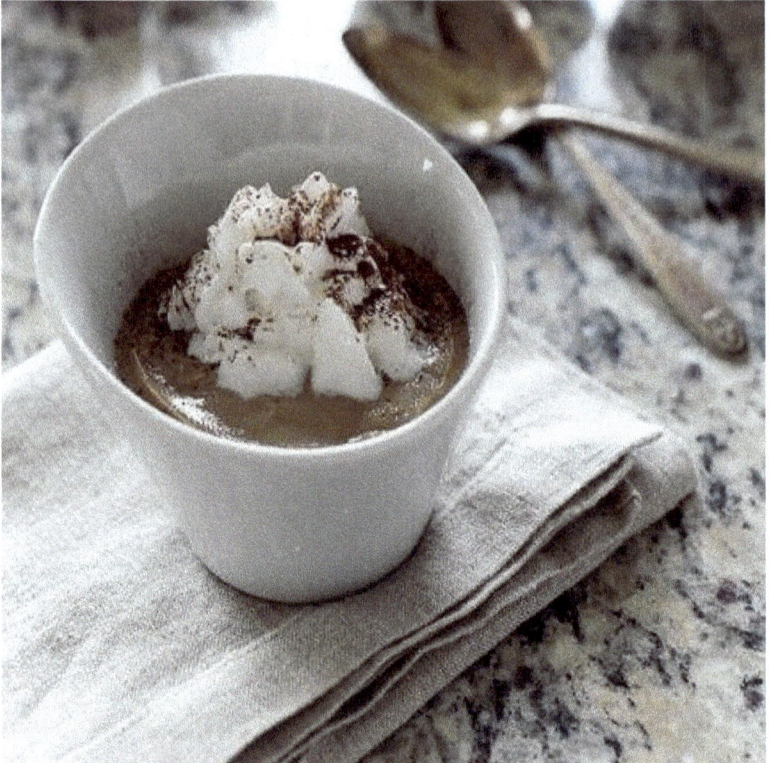

Ingredientes:
- 1/4 taza de café expreso instantáneo o café tostado oscuro instantáneo
- 2 tazas de agua hirviendo
- 1/2 taza de crema espesa, batida
- Canela, nuez moscada o cáscara de naranja finamente rallada
- Azúcar

Direcciones
a) Disuelva el café en agua hirviendo, viértalo en tazas pequeñas y altas.
b) Llenado solo a la mitad.

Agrega una pizca de:
a) Canela, nuez moscada o cáscara de naranja finamente rallada
b) Incorpora la nata al café.

89. Capuchino helado

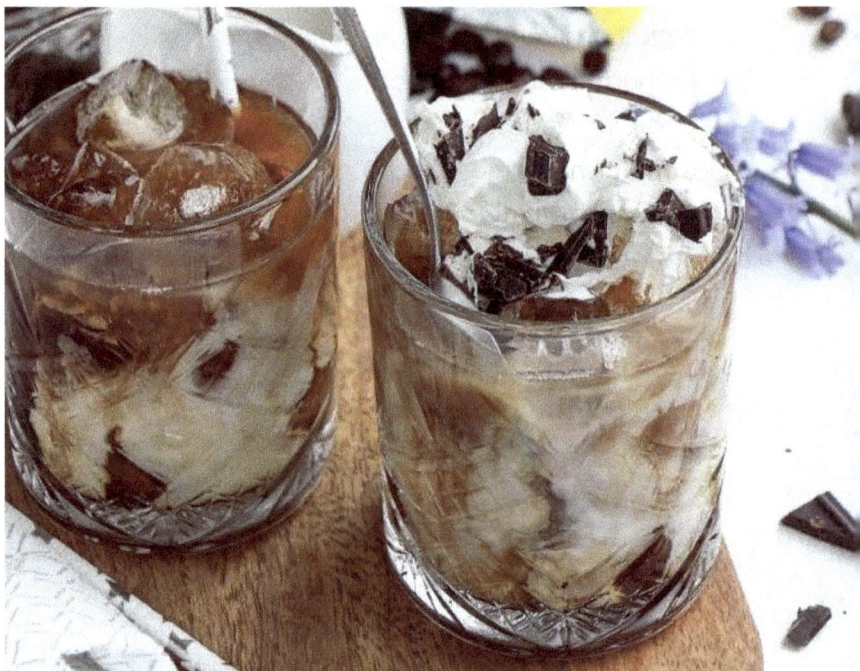

Ingredientes:
- 2 cucharadas de yogur helado de vainilla dividido
- 1/2 taza de leche
- 1 cucharada de chocolate en polvo de Hershey
- 1 1/2 cucharadita de café instantáneo en gránulos

Direcciones

a) Coloque 1 cucharada del yogur helado, la leche, el chocolate en polvo y los gránulos de café en un procesador de alimentos o licuadora.

b) Procesa 30 segundos o hasta que quede suave.

c) Vierta en un vaso alto de fuente de soda.

d) Cubra con la cucharada restante de yogur.

CAFÉ FRUTAL

90. Café de frambuesa

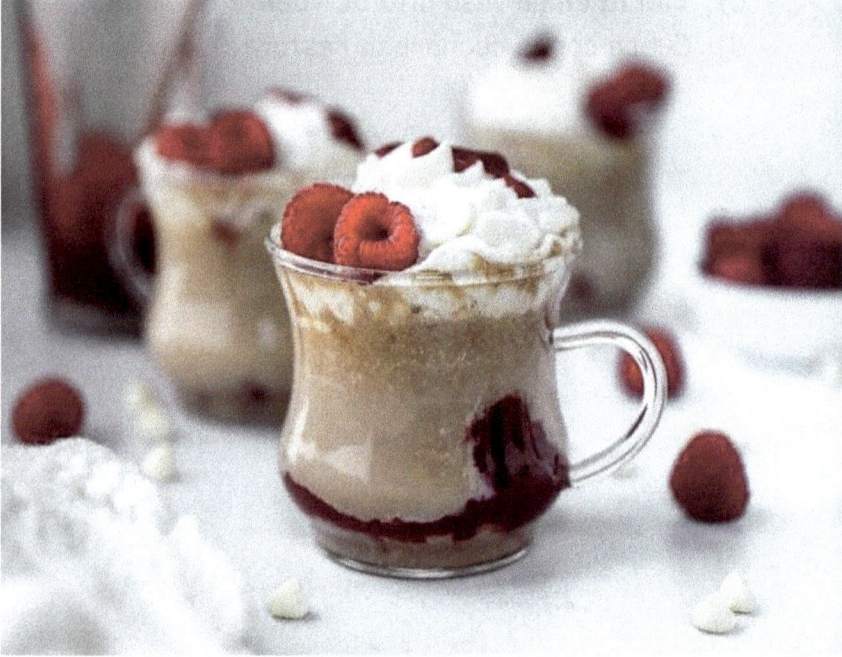

Ingredientes:
- 1/4 taza de azúcar morena
- Granos de café para una taza de café normal de 6 tazas

- 2 cucharaditas de Extracto de frambuesa

Direcciones

a) Coloque el extracto de frambuesa en la cafetera vacía.
b) Coloque el azúcar morena y los posos de café en el filtro de café.
c) Agregue las 6 tazas de agua a la parte superior y prepare la olla.

91. Café de Navidad

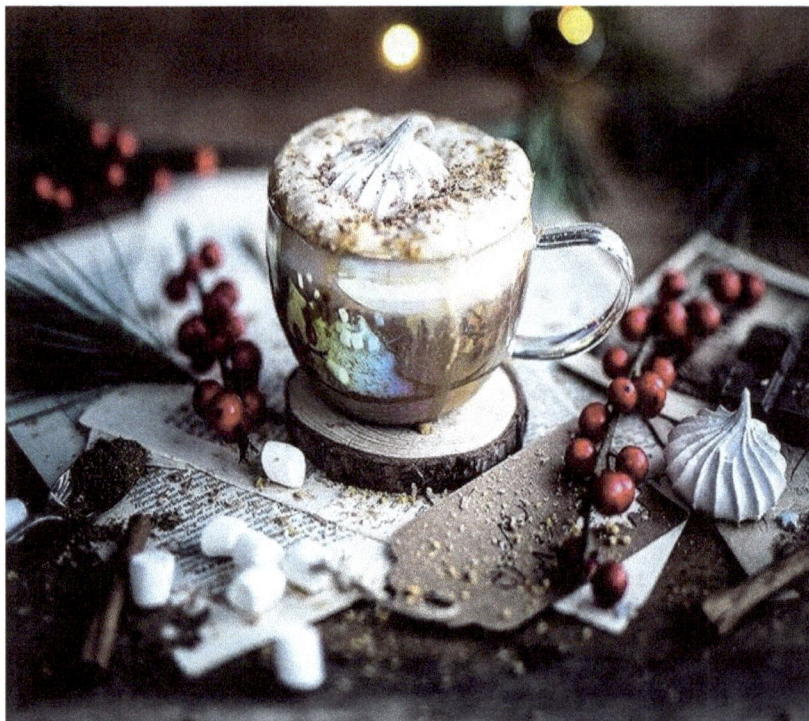

Ingredientes:
- 1 taza de café (equivalente a 10 tazas)
- 1/2 taza de azucar
- 1/3 taza de agua
- 1/4 taza de cacao sin azúcar
- 1/4 de cucharadita de canela
- 1 pizca de nuez moscada rallada
- Crema batida para cubrir

Direcciones

a) Prepare una taza de café.

b) En una cacerola mediana, caliente el agua a fuego lento. Agrega el azúcar, el cacao, la canela y la nuez moscada.

c) Vuelva a hervir durante un minuto, revolviendo ocasionalmente.

d) Combine el café y la mezcla de cacao / especias y sirva cubierto con crema batida.

92. Café de coco rico

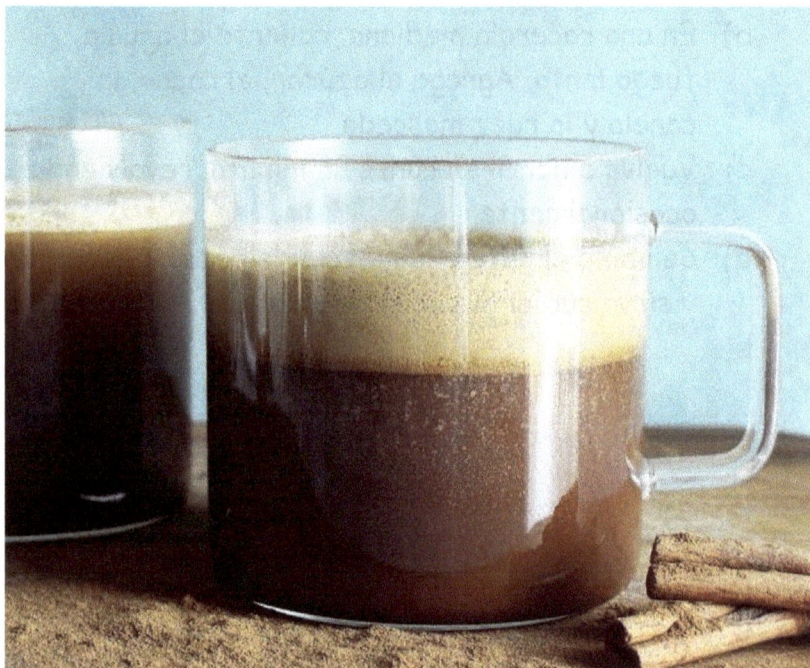

Ingredientes:
- 2 tazas mitad y mitad
- Lata de 15 oz de crema de coco
- 4 tazas de café caliente
- Crema batida azucarada

Direcciones
a) Hierva la mitad y la crema de coco en una cacerola a fuego medio, revolviendo constantemente.
b) Incorpora el café.
c) Sirva con crema batida azucarada.

93. Café con Chocolate y Plátano

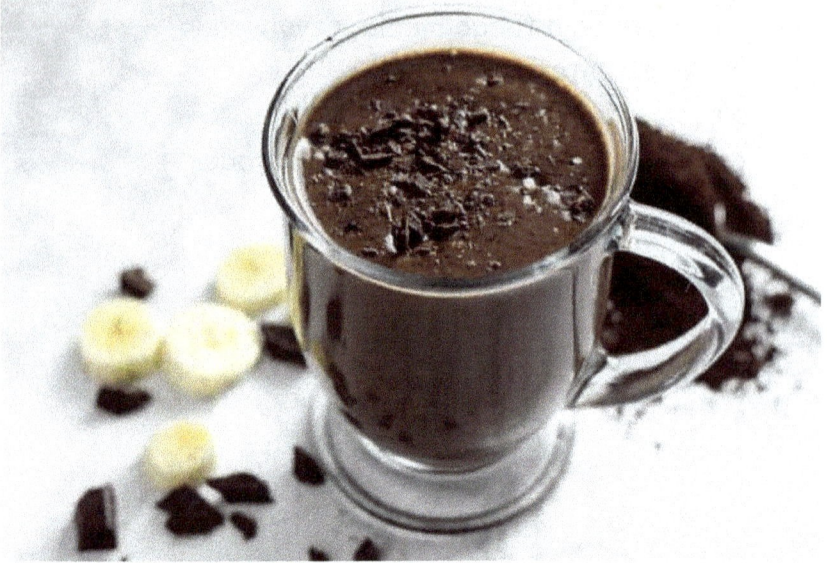

Ingredientes:

- Prepare una jarra de 12 tazas de su café habitual

- Agregue 1 / 2-1 cucharaditap de extracto de plátano

- Agregue 1-11 / 2 cucharaditas de cacao

Direcciones

a) Combinar
b) Tan simple ... y perfecto para una casa llena de
   invitados.

94. Café de la Selva Negra

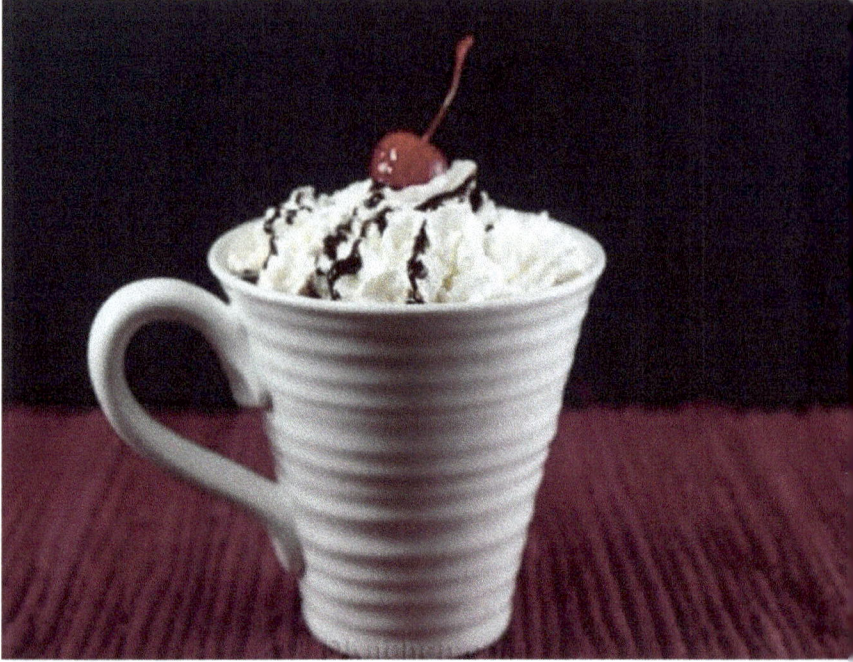

Ingredientes:
- 6 oz de café recién hecho
- 2 cucharadas de sirope de chocolate
- 1 cucharada de jugo de cereza al marrasquino
- Crema batida
- Chocolate rallado
- Cerezas marrasquino

Direcciones
a) Combine el café, el jarabe de chocolate y el jugo de cereza en una taza. Mezclar bien.
b) **Cubra** con crema batida las virutas de chocolate y una cereza o 2.

Salsa de chocolate

Ingredientes:

- 1/2 taza de azucar
- 2 cucharadas de cacao
- 1/8 cucharadita de sal
- 1 1 / 2-2 cucharadas de mantequilla
- 1/4 taza de agua
- 1/4 de cucharadita de extracto de vainilla

Direcciones

a) Combine el azúcar, el cacao y la sal en una cacerola pequeña.
b) Agregue suficiente agua para obtener una consistencia que pueda revolver.
c) Agregue mantequilla a la mezcla de cacao.
d) Llevar a ebullición a fuego medio alto, revolviendo constantemente.
e) Deje hervir durante 1 minuto.
f) Retírelo del calor.
g) Agrega la vainilla.

95. Café marrasquino

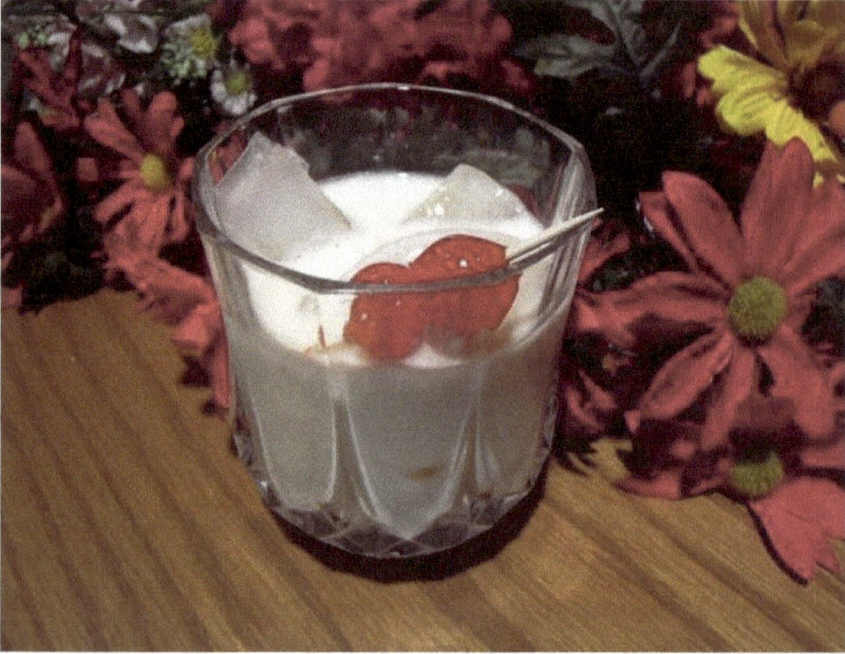

Ingredientes:
- 1 taza de café negro
- 1 oz de amaretto
- Relleno batido Rediwhip
- 1 cereza marrasquino

Direcciones

a) Llene la taza o taza de café con café negro caliente. Agrega el amaretto.

b) Cubra con la cobertura batida de rediwhip y una cereza.

96. Café con chocolate y almendras

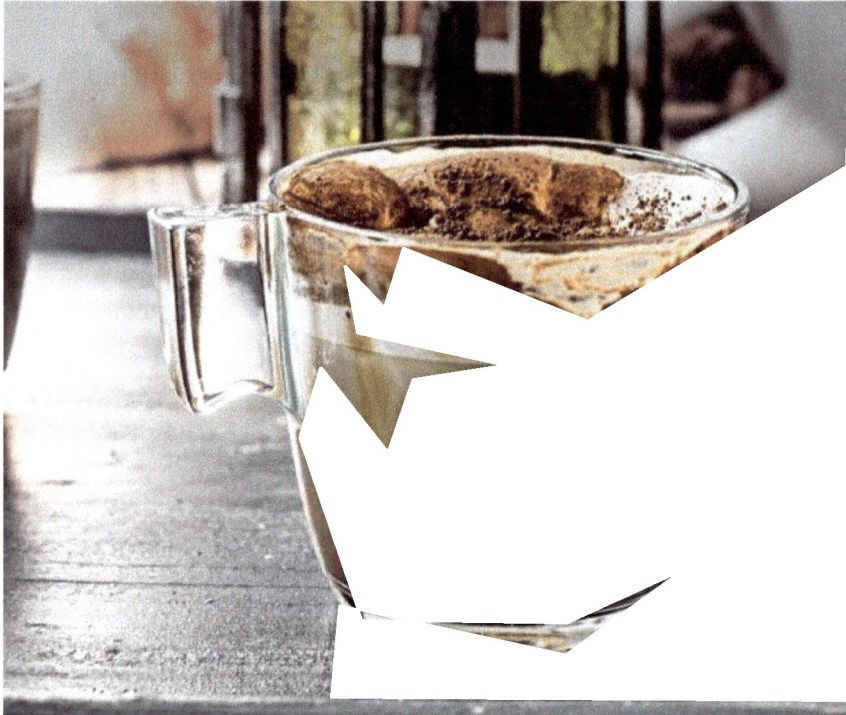

Ingredientes:

- 1/3 taza de café molido
- 1/4 cucharadita de nuez moscada recién molida
- 1/2 cucharadita de extracto de chocolate
- 1/2 cucharadita de extracto de almendra
- 1/4 taza de almendras tostadas, picadas

Direcciones

a) Procese la nuez moscada y el café, agregue los extractos. Procese 10 segundos más. Coloque en un tazón y agregue las almendras. Conservar en frigorífico.

b) Rinde 8 porciones de seis onzas. Para preparar: Coloque la mezcla en el filtro de una cafetera automática de goteo.

c) Agregue 6 tazas de agua y prepare

97. Refresco de café

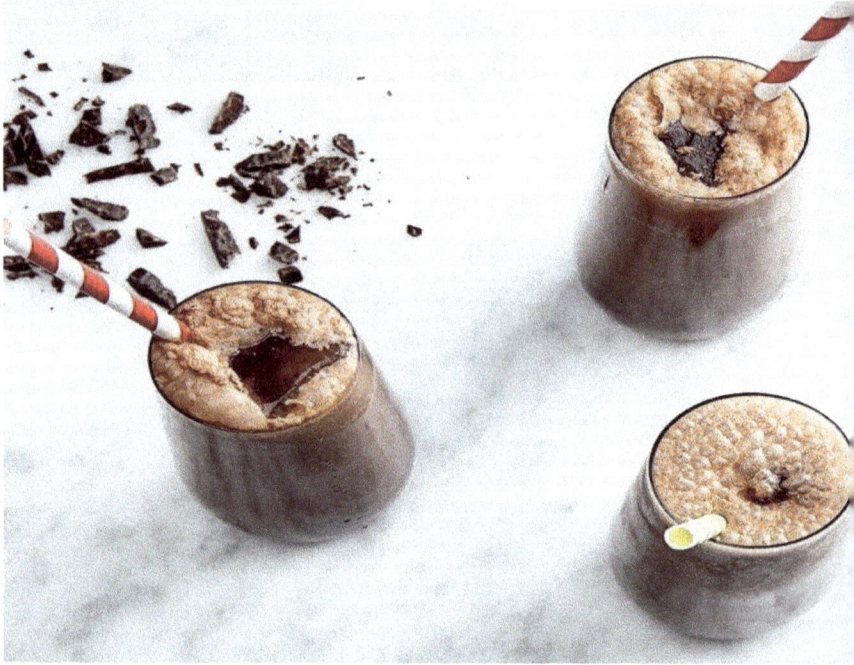

Ingredientes:
- 3 tazas de café frío de doble concentración
- 1 cucharada de azúcar
- 1 taza mitad y mitad
- 4 cucharadas (1 pinta) de helado de café
- 3/4 taza de gaseosa fría
- Crema batida azucarada
- 4 cerezas al marrasquino,
- Adorne rizos de chocolate o cacao

Direcciones

a) Combine la mezcla de café y azúcar en la mitad y la mitad.

b) Llene hasta la mitad 4 vasos altos de refresco con la mezcla de café.

c) Agrega una bola de helado y llena los vasos hasta arriba con el refresco.

d) Adorne con la nata montada, el chocolate o el cacao.

e) Gran regalo para fiestas

f) Use un descafeinado para fiestas con jóvenes

98. Moca Semidulce

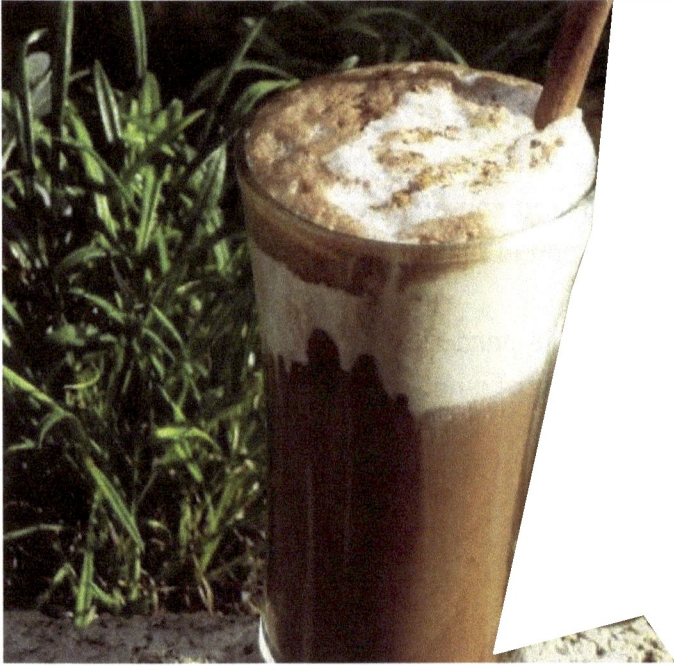

Ingredientes:
- 4 oz de chocolate semidulce
- 1 cucharada de azúcar
- 1/4 taza de crema batida
- 4 tazas de café fuerte caliente
- Crema batida
- Cáscara de naranja rallada

Direcciones

a) Derrita el chocolate en una cacerola pesada a fuego lento.

b) Agregue el azúcar y la crema batida.

c) Batir el café con un batidor, 1/2 taza a la vez; continuar hasta que esté espumoso.

d) Cubra con crema batida y espolvoree con cáscara de naranja rallada.

99. Café vienés

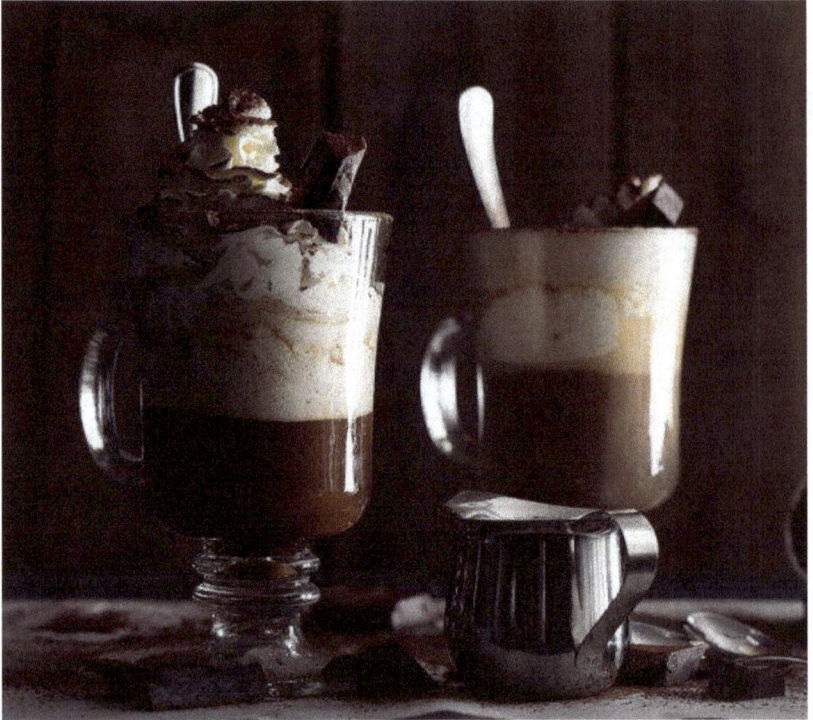

Ingredientes:

- 2/3 taza de café instantáneo seco
- 2/3 taza de azúcar
- 3/4 taza de crema en polvo no láctea
- 1/2 cucharadita de canela
- Rocíe cada uno de pimienta de Jamaica molida, clavo y nuez moscada.

Direcciones

a) Mezcle todos los ingredientes y guárdelos en un frasco hermético.
b) Mezcle 4 cucharaditas con una taza de agua caliente.
c) Esto es un regalo maravilloso.
d) Coloque todos los ingredientes en un frasco para conservas.
e) Decora con una cinta y una etiqueta colgante.
f) La etiqueta colgante debe tener las instrucciones de mezcla escritas a máquina.

100. Espresso Romano

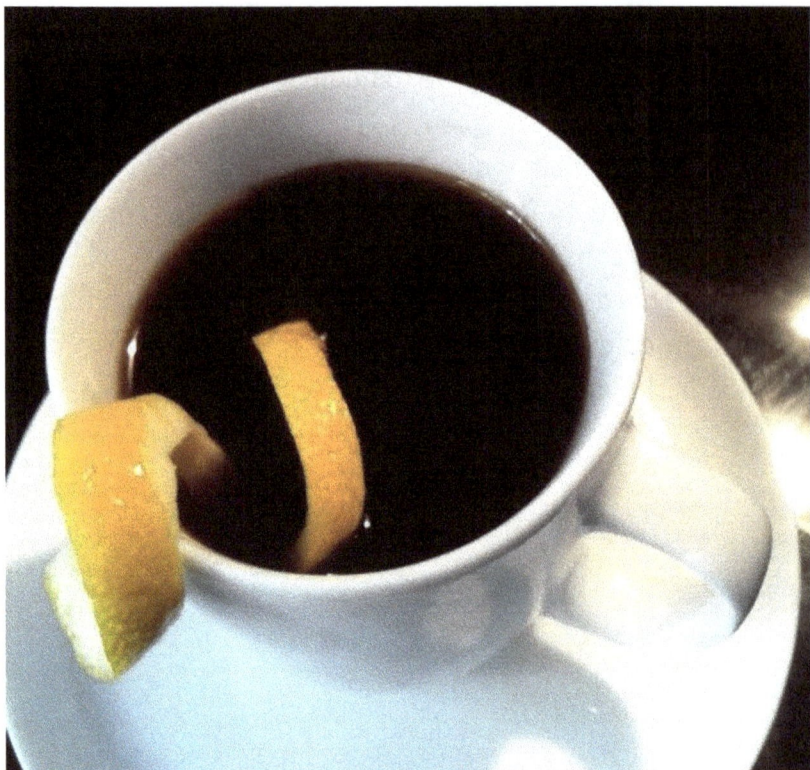

Ingredientes:
- 1/4 taza de café molido fino
- 1 1/2 tazas de agua fría
- 2 tiras de piel de limón

Direcciones

a) Coloque el café molido en el filtro de una cafetera de goteo.
b) Agregue agua y prepare de acuerdo con las instrucciones de preparación de la máquina.
c) Agrega limón a cada taza
d) Atender

CONCLUSIÓN

Hay millones de personas que simplemente aman el sabor del café. Este sabor es diferente para cada bebedor de café debido a la gran variedad de sabores, tuestes y variedades de café disponibles en el mercado. A algunas personas les gusta un sabor de café oscuro y profundo, mientras que a otras personas les gusta un tueste más ligero, suave y meloso.

Independientemente del sabor, la gente se siente atraída por su taza de café matutina. Las principales razones por las que las personas beben café son tan variadas como los tipos de café disponibles para beber. Independientemente de las razones por las que la gente bebe café, solo es superado por el consumo de agua y cada día el número de bebedores de café crece tremendamente añadiendo a la lista sus propias razones para beberlo.

Si eres un entusiasta del café o un recién convertido, ¡estas recetas te ayudarán en gran medida a profundizar tu amor por el café!

¡Feliz elaboración de cerveza!

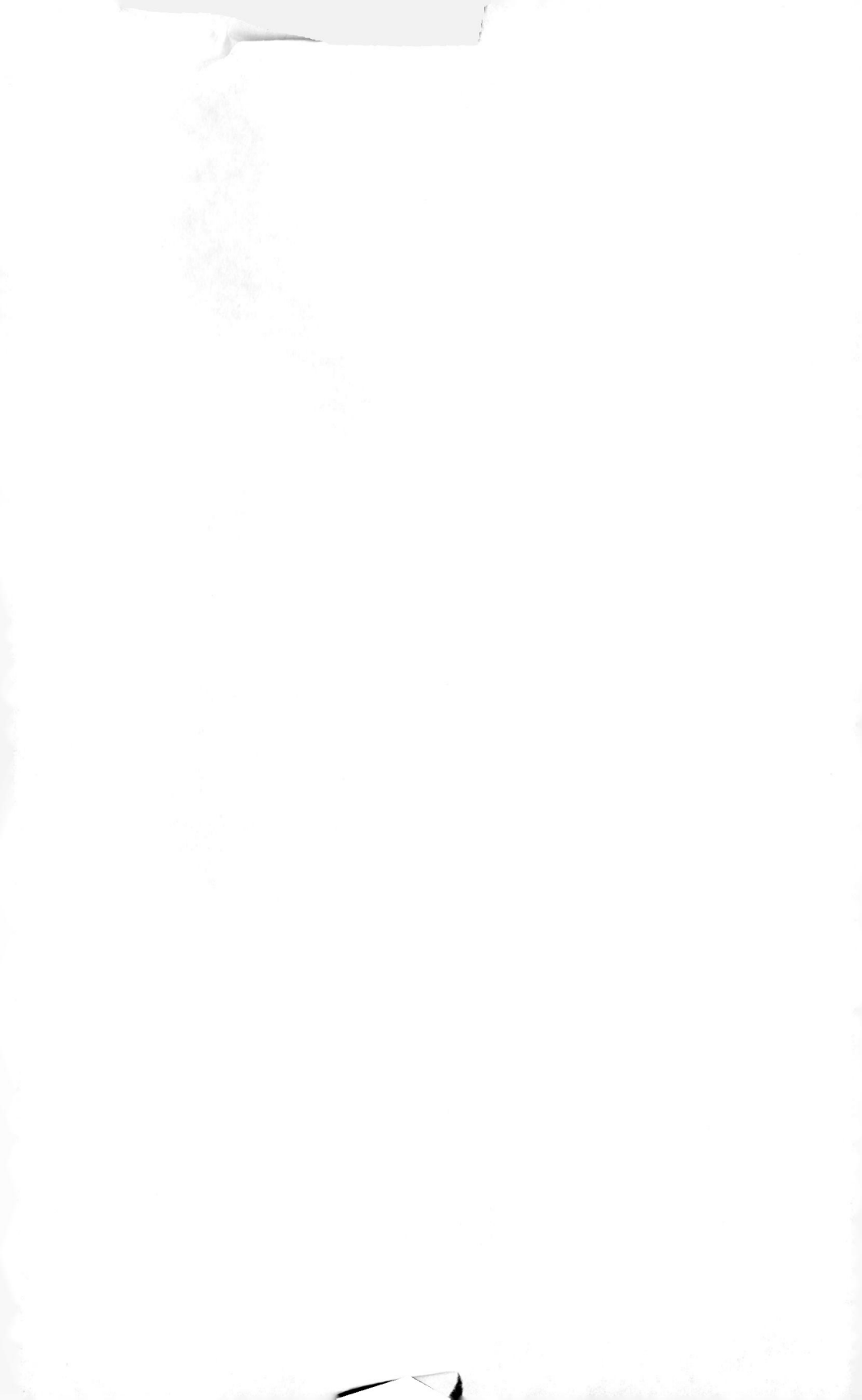

www.ingramcontent.com/pod-product-compliance
Lightning Source LLC
Chambersburg PA
CBHW060319030426
42336CB00011B/1115